KEJI RENYUAN

JIANKANG ZHIDAO SHOUCE

科技人员
健康指导手册

《科技人员健康指导手册》编委会 编

U0250983

中国铁道出版社
CHINA RAILWAY PUBLISHING HOUSE

图书在版编目（CIP）数据

科技人员健康指导手册/《科技人员健康指导手册》
编委会编. —北京：中国铁道出版社，2016.1
　ISBN 978-7-113-21137-0

　Ⅰ.①科…　Ⅱ.①科…　Ⅲ.①科研人员—保健—手册
Ⅳ.①R161-62

　中国版本图书馆CIP数据核字（2015）第285956号

书　　名：科技人员健康指导手册
作　　者：《科技人员健康指导手册》编委会　编

责任编辑：罗桂英　郑媛媛　　　　　　　　电话：010-51873698
封面设计：郑春鹏
责任印制：郭向伟

出　　版：中国铁道出版社（100054，北京市西城区右安门西街8号）
发　　行：中国铁道出版社
网　　址：http://www.tdpress.com
印　　刷：北京铭成印刷有限公司
版　　次：2016年1月第1版　2016年1月第1次印刷
开　　本：880 mm×1 230 mm　1/32　印张：9.5　插页：2　字数：204千
书　　号：ISBN 978-7-113-21137-0
定　　价：29.80元

前 言

曾经有人说过：每个人身上都有一张存折，"1"代表健康，"0"代表地位、名誉等。只有你拥有"1"时，后面的"0"越多越好，代表的是你所拥有的财富。但当你的"1"不存在时，即使后面有很多的"0"，也是徒然，因为你已一无所有。

健康是什么？怎么样才算健康呢？世界卫生组织对人体健康下了一个科学而又完整的定义："人体健康不仅是没有疾病或不虚弱，而是身体的、精神的健康和社会适应的完美状态。"长期以来，许多人把健康单纯理解为"无病、无伤、无残"这一肌体的表面状况，这着实是对人体健康与否的一种片面的认知。其实，人体是一个结构非常复杂、非常精细而又完美的有机体，一方面它承载着生理和心理间的互相协调统一，另一方面它还承载着自然环境和社会环境间的互相协调统一，由此形成身体、心理和环境的三足鼎立之势，支撑着我们每一个人的健康。

健康是一个人的宝贵财富，也是一个家庭、一个企业、一个民族乃至一个国家的宝贵财富。科技工作者作为科技活动的主体，肩负着推进人类文明进程的崇高事业，他们除了拥有必要的道德修养以外，还必须拥有健康的体魄才能完成人类伟大的事业。在日常的工作、生活、学习中，如果我们都能保持良好心态、坚持锻炼、规律生活、平衡营养、不吸烟、不酗酒、家庭和睦、自尊自爱、自我防护、安全生产，相信我们的健康之路一定会越走越远。

为了更好地呵护科技人员的健康，我们邀请了北京世纪坛医院和北京朝阳医院的数位医学专家一起编写了这本《科技人员健康指导手册》。他们通过广泛深入的调研，根据科技人员日常生活和工作的特点，吸取国内外最新的研究成果，从科技人员的日常保健、常见病的防治、用药知识、运动指导、膳食指导、户外作业防护、心理健康及减压指导、体检指标解读等八个方面，全面细致地讲述了科技人员必知必会的健康知识。并且在本书的编写过程中还穿插了很多贴近生活的"小贴士"，这些小贴士都是我们日常生活中看到的、听到的、感受到的点点滴滴，力求用最简洁的语言表达出来，实用，方便查阅。

希望全体科技人员重视自身健康，以健康的体魄、愉快的心情，快乐地投入工作学习之中。愿本书能够给科技人员以启迪，使其树立健康意识，掌握正确的健康知识，改善生活方式，获得真正的健康。

本书编委会

2015.12

目 录

CONTENTS

第一编　科技人员的日常保健

第二编　常见病的防治

第三编　用药常识

第四编　科技人员运动指导

第五编　科技人员膳食指导

第六编　户外作业防护

第七编　科技人员心理健康及减压指导

第八编　体检指标解读

附录　看表知健康

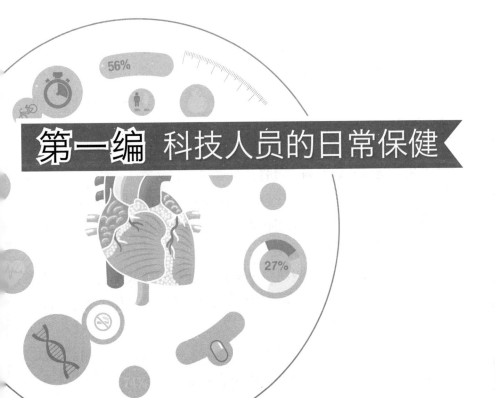

第一编 科技人员的日常保健

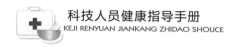

十种不良生活习惯

（1）睡眠过多：睡眠过多容易加重脑睡眠中枢的负担，使各种生理代谢活动降到最低水平。

（2）洗脸过频：洗脸过频会使保护脸部皮肤的皮脂膜受到经常性破坏，导致皮肤受更多的刺激而容易衰老。

（3）刷牙过久：刷牙可清洁口腔和牙齿，防止牙病和口腔炎症等。但刷牙时间过久会使牙龈损伤，不利于牙齿生长，还会导致牙周炎。

（4）步行过久：步行时足弓要保持一定的高度和张力，步行太久，足弓就会下陷使趾骨负重增加，容易发生骨折。

（5）喝茶过浓：浓茶会使胃黏膜收缩、蛋白质凝固，并冲淡胃液，影响消化和铁质的吸收，还会影响睡眠。浓茶中含有大量的氟，会使牙齿变色，关节变形。

（6）喝酒过量：酒喝多了会损伤肝和胃，长期饮酒还会使酒精在人体内积累，形成慢性中毒，麻痹神经，使人体代谢功能紊乱，加速衰老。

（7）物品共用：有些家庭喜欢家人一起共用日常用品，如毛巾、口杯、脸盆等。这种做法很容易发生传染病。

（8）不吃早餐：不吃早餐有百害而无一利。如果不吃早餐，夜间分泌的胃酸就得不到食物的中和，进而会造成胃部不适。早餐有助于促进机体的新陈代谢，不吃早餐，人容易感到疲倦和头痛，或者诱发低血糖而虚脱。

（9）吃饭过饱：吃饭过饱会使胃胀过度，肠胃蠕动缓慢，消化液分泌不足，食物得不到充分消化，导致消化功能障碍，加快衰老。

（10）鞋跟过高：鞋跟过高会使足趾和前脚掌负重过度，身体向前倾，胸腰后挺，导致腰肌韧带损伤，容易发生趾外翻、趾囊炎、骨折等病症。

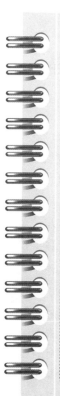

小贴士

用完键盘要洗手

许多人用完键盘后不会马上洗手，还会边使用键盘边吃东西，甚至在用键盘时会用手触摸眼睛、脸等部位，这种习惯其实很不利于健康。

电脑键盘是个隐形"垃圾场"，清洁时你翻过来轻轻拍打一下，就会发现有饼干屑、纸屑、头发等从缝隙中掉出来，其中还有很多肉眼看不见的病毒和细菌。当你操作被病毒和细菌污染的键盘后，手就会沾上病菌，再去吃东西，病菌自然会被带到嘴里，引起胃肠道疾病；如果你触摸眼睛、抓挠皮肤等，病菌又会重新转移，可能会引起皮肤病、眼病等。

电脑键盘一旦沾染上病毒，在你使用时，如果皮肤有伤口或是破损，就很可能成为感染对象。因此，建议大家养成用键盘前后都洗手的好习惯，并定期清洁键盘。这样一方面可减少将其他病菌带到键盘的机会，防止手上的汗液、细菌污染键盘；另一方面也可降低自己被病菌、细菌感染的风险。

如何科学洗手

科学洗手对身体很重要，正确的洗手方法如下。

（1）在水龙头下先用水把双手弄湿。

（2）双手涂上洗涤剂。掌心相对，手指并拢互相摩擦。手心对手背沿指缝互相搓擦，交换进行。掌心相对，双手交叉沿指缝相互摩擦。一手握另一手大拇指旋转搓擦，交换进行。

（3）最少用20秒的时间揉擦手掌、手背、指隙、指背、拇指、指尖及手腕，揉擦时切勿冲水。

（4）揉擦后用清水将双手彻底冲洗干净。

（5）双手洗干净后，泼水将水龙头冲洗干净再关闭，或用肘部、纸巾包裹水龙头关闭。

（6）用清洁的纸巾或干手帕擦干双手。

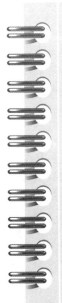

小贴士

马桶冲水时要盖上盖

我们大部分家庭如厕、淋浴、洗漱都在卫生间里进行，毛巾、牙刷、漱口杯等也和马桶共处一室。这种简约的居家设计给不少人带来了方便，但同时也存在很多的生活健康隐患。许多人冲马桶时忘记盖盖子，这种习惯便不利于健康。

美国微生物学专家指出，如果冲马桶时马桶盖是打开的，马桶内的瞬间气旋最高可将细菌或病毒带到6米高的空中，并悬浮在空气中长达数小时，然后落在物品和墙壁上，而冲马桶时如果盖上马桶盖，污物则不易在空气中飞舞，人们可避免口腔和呼吸道遭受到这些病原微生物的污染。所以，养成良好的卫生习惯很重要，冲马桶时一定要盖盖子。

如何使用手机

身边有固定电话的时候，尽量用固定电话而不用手机。使用手机的时候等接通后再放到耳边听，因为手机在接通的一刹那辐射最强。尽量减少每次通话的时间，每次通话时间最好控制在3分钟之内，如果一次通话实在需要较长时间，可分为几次交谈，让大脑自我调节，休息一下。可左右耳轮流听电话。如果发现头或者耳朵发热发烫就应该立即停止通话，并且用手掌来回按摩，以增加受损害部位血液的流量和流速，使受损害部位组织迅速愈合。频繁使用手机没有其他原因而感到失眠、健忘、头晕等不舒服时，应停止使用手机1~2周。尽量使用免提功能，如耳机等，以有效降低移动电话对人脑的辐射。

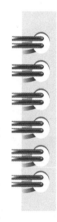

小贴士

室内擦皮鞋影响健康

皮鞋上面往往黏附有大量的细菌、病毒以及尘埃等。如果在室内擦皮鞋，将会使室内的飞尘、细菌成十倍甚至成百倍地增长，污染居室内的空气，危害人体健康，使人感染各种疾病。因此，为了自身的健康，在室内擦鞋时，要注意开窗通风，如果条件许可，也可以在空气流通的阳台擦鞋。

如何使用饮水机与饮水安全知识

为减少饮水机带来的饮用水"二次污染"，可以使用以下几种方法。饮水机要放在办公室通风口，距墙10厘米以上。下班后随手关掉饮水机的电源开关。尽量一周内饮完桶装水，已开封的桶装水放置超过15天最好不要再饮用。每季度对饮水机进行一次专业清洗和消毒。

饮水时要注意以下几个问题。①不喝水垢过多的水；②不喝凉茶水；③不喝开水和生水混合的水；④不喝隔夜的开水；⑤吃饭的过程中最好不喝水，饭后不宜马上喝水；⑥饮水宜温水，切忌烫、冰；⑦睡前不宜多喝水。

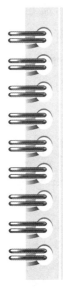

小贴士

日光灯下不宜看电视

很多人喜欢开着日光灯看电视，其实，这种不良的生活习惯，会影响我们的视力。

日光灯产生的电磁波对电视机有一定的干扰作用，当你开着日光灯看电视时，有时电视中会出现缓慢滚动的水平干扰光带，有时电视中会发出"嗡嗡"声。在这种环境里看电视，人的眼睛容易疲劳，严重时有些人会出现视物模糊不清，甚至头昏脑涨的现象。

因此，最好不要在日光灯下看电视。在看电视的房间可以安装一只小瓦数的白炽灯泡，它具有柔和的光线，还可以保护人们的视力。

如何避免空调综合征的发生

适度。室温应恒定在25℃～27℃，室内外温差应不超过7℃。

通风。最好在开机1～3小时后关机换气1次，多利用自然风降低室内温度。严禁在有空调的环境里吸烟。

防菌。有空调的房间应保持清洁卫生，每半月清洗一次空调过滤网；适当摆放芦荟、吊兰、菊花等绿色植物，可以消灭室内空气里的甲醛等有害物质。

锻炼。在空调环境里工作45分钟左右，要出门活动一下，呼吸新鲜空气。每天都要到户外适当运动到流汗，多喝水，每天洗个温水澡。

保暖。切忌让通风口的冷风直接吹到身上，适当增加穿脱方便的衣物，膝部可用毛巾覆盖予以保护。

饮茶。平常多喝生姜茶。每次取生姜3～5片，大约5～10克，用沸水沏开即可。晚上饮用最好。

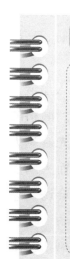

小贴士

鱼缸最好不要放在卧室内

在居室中养鱼不仅可以静心还可以养眼，同时鱼缸蒸发的水汽还能够调节空气的干湿度。但是最好不要在卧室中放置鱼缸，因为鱼缸这个天然的加湿器很可能会成为致病菌的温床。这是因为，水族箱的体积大，散发的水汽多，让室内的湿度增加，给霉菌生存提供了有利的条件，容易导致生物性的污染。同时，鱼尿等鱼类的排泄物中含有氨氮成分，如果闻的时间久了，会影响人们的身体健康。有的水族箱的气泵产生噪音，会影响人们的睡眠。因此，鱼缸最好不要放在卧室里。

如何健康轮休

（1）饮食调理。要注意充分补给含糖的食物，食用热量较高的食品。再就是要多吃水果，充分补给维生素，尤其是B族维生素，如维生素B_1、维生素B_2、烟酸等，以及维生素C。盐和钙的补充也很重要，因为它们能使运动后改变的酸碱度平衡和渗透压恢复稳定，缓解肌肉疲劳。此外，还需补充一点铁质，以加速血红蛋白的恢复。合理摄取一定营养，不仅能延缓疲劳的出现，减轻疲劳的程度，还能尽快消除疲劳的感觉。

（2）少吃"三高"食品。我国居民（尤其是城市居民）糖尿病、高血压、冠心病等富贵病的发病率正逐年上升。"三高"饮食容易伴随高脂肪、高胆固醇、高嘌呤的摄入，引发肥胖、高血脂和痛风等代谢问题。另一方面还可影响其他营养素的吸收与代谢，加速骨骼中钙质的丢失，造成矿物质或微量元素的失衡，进而导致骨质疏松症等疾病。所以不提倡高蛋白、高脂肪、高热量的"三高"饮食。

（3）禁止酗酒。饮下白酒约5分钟后，酒精就会进入血液，随血液在全身流动，人的组织器官和各个系统都会受到酒精的毒害。短时间大量饮酒，可导致酒精中毒，中毒后首先影响大脑皮质，使神经有一个短暂的兴奋期，胡言乱语；继而大脑皮质处于麻醉状态，言行失常，昏昏沉沉不省人事。还会诱发急性胆囊炎和急性胰腺炎。长期饮酒还会使心脏发生脂肪变性，严重影响心脏的正常功能。若进一步发展，生命中枢麻痹，则心跳呼吸停止以致死亡。

（4）轮休生活要规律。轮休时会有一种放松的感觉，特别是年轻人回到家很兴奋，会朋友、喝酒、唱歌、睡懒觉，生活完全没有规律，这样会使人的头脑失去敏感、理智地思索问题、解决问题的能力，会产生抑郁、迟钝、消极等情绪，长期如此，对身心健康是很不利的。建议轮休时不要透支体力放纵自己，应安排一段有规律的调养期，尽快消除疲劳，然后以充沛的精力投入崭新的学习和工作之中。

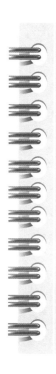

小贴士

电脑最适宜放在窗边

长时间使用电脑的人们不仅易产生眼肌疲劳，还会导致大脑不断接收到紧张信号，出现头昏脑涨、疲劳、焦虑等一系列不适症状。如果电脑紧贴墙壁摆放，会加重人们的视神经的紧张感和疲劳感，长此以往会导致部分人群患近视，或使人们的近视度数加深。

电脑专家建议，电脑最好摆放在窗边，屏幕和墙壁之间的距离最好在1米以上。如果必须把电脑靠墙壁放置，不妨在后面的墙壁上贴一些绿色或蓝色的画，如森林或大海，这些冷色调的墙纸进入视线，传递到大脑后，可以有效地缓解焦虑和疲劳症状。电脑放在窗边，人们在使用一段时间电脑后，可以放眼向窗户眺望数分钟，这对缓解视疲劳有一定的作用。

眼病的前期征兆

视功能障碍是眼科最常见的临床症状，涉及多种眼科疾病。

当发生眼病时，通过眼病的症状可以初步判断眼病的性质、部位以及轻重缓急。发生眼病时，一般会有视力疲劳、眼痛、眼红、流泪、复视、视疲劳、眼痒、畏光、异物感、眼干涩、分泌物等症状，通过对这些症状的了解，医生可以初步判断你发生了何种眼病。

眼部一旦感觉不舒服，应马上到医院请眼科医生诊治。医生根据病史，眼部有无其他器质性病变情况，可做出诊断。

患者应准确找出发生视功能障碍的原因，给予针对性治疗。应合理用眼，阅读和工作时间不能过长。尤其对于青少年出现视疲劳症状应予以重视，排查病因及早治疗。

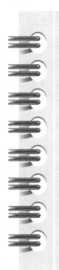

小贴士

远离电脑的"后脑勺"

电脑的"后脑勺"和两侧辐射最为厉害，所以，不要拿电脑的"后脑勺"冲着自己。电脑的屏幕都是用含铅玻璃制成的，能够遮挡辐射，而电脑两侧和"后脑勺"没有这样的屏蔽，人如果对着这些部位且没有做任何防护，受到的辐射也最大。

电脑最安全的摆放方式就是将电脑的"后脑勺"靠着墙放，并且每台电脑之间的距离应在1米以上。实在没有位置的，人离电脑"后脑勺"的距离也要保持在1米以上，这样受到的辐射会小很多。

电脑族的养生技巧

（1）注意工作环境。工作光线应适宜，过亮或过暗都影响眼睛健康，防止光线直射在荧光屏上形成干扰光线，工作室应时常通风，确保空气畅通，选择非击打式打印机以减少噪音。

（2）注意正确的操作姿势。电脑屏应安置在与操作者胸部同一水平线上，最好使用可调节高低的椅子。坐着时要留足够空间伸放双脚，另外不要双脚交叉，以免影响血液循环。

（3）增强自我保健意识。连续工作1小时后应休息10分钟左右，建议走出户外活动一下手脚与躯干。平时应重视体育锻炼，增强体质。

（4）注意保护视力。不要长时间待在电脑前，工作时保持正确姿势，眼睛与屏幕保持40～50厘米距离，让双眼平视或轻度向下看荧光屏，这样能放松颈部肌肉，并可让眼球暴露面积减到最小。

（5）注意补充营养。科技人员由于长期对着电脑，视网膜上的视紫红质容易消耗掉，而维生素A可合成视紫红质。所以应多吃富含维生素A和蛋白质的食物，同时多饮些茶。

（6）注意保持皮肤清洁。电脑荧光屏表面存在着大量静电，其中聚集的灰尘会转射到脸部和手的皮肤裸露处，久而久之，会引发斑疹、色素沉着，情形严重者可能致使皮肤病变。

另外，建议长期使用电脑的科技人员，多喝绿茶和菊花茶，可达到眼睛保健的目的。

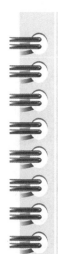

小贴士

家电勤擦可以减少辐射

电视机、电脑等家电蒙上了灰尘，并不只是一个卫生问题。有研究证明，灰尘是电磁辐射的重要因素。如果家电不经常擦拭，那么，即使关掉电源，电磁辐射仍然会留在灰尘里，会对健康造成危害。

家电中的电视机、电脑等电器这方面的问题尤其明显。这些电器的显示器特别容易吸附灰尘，如果不及时擦拭，电磁辐射就会滞留在灰尘中，并随着灰尘在室内空气里弥漫，这样容易被人体皮肤吸附，甚至随着呼吸道进入体内。久而久之，会对身体产生不良影响。因此，要经常擦拭家电以减少辐射对人体的危害。

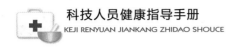

"电脑脖"的产生及防治

人体共有七块颈椎骨，它上承头颅下接躯干，神经血管在这里密集分布，是全身名副其实的生命枢纽。

颈椎是身体非常脆弱的部位，科技人员由于长期低头伏案，颈椎始终处于紧张状态，极易造成慢性劳损、变形，致使骨质增生（又叫骨刺）、椎间盘突出，这些颈椎病变就是"电脑脖"，即颈椎病。

"电脑脖"在科技人员中十分常见，它让人感觉肩背沉重、脖子酸痛，严重者会造成肢体麻木、视力减退等，所以"电脑脖"的危害不容小觑。

如果任由"电脑脖"发展，颈椎病变后可能会压迫颈部神经、血管和脊髓。压迫神经，人会感到手臂酸胀、无力，长此以往，会造成神经萎缩，失去知觉。压迫血管，患者会头晕、头痛，严重者引发脑中风。压迫脊髓，患者会下肢发软、发麻，严重者可能截瘫。

怎样预防和治疗"电脑脖"呢？首先我们应该弄清楚造成颈椎病的主要原因是坐姿不良，良好的坐姿可以有效避免颈肩部肌肉过度紧张、让肌肉劳损减轻。同时，我们也要重视身体锻炼，用身体调节颈部肌肉。

（1）矫正使用电脑的姿势。使用科学设计的电脑桌椅，键盘和鼠标都要放于身体正前方，靠近身体。在操作鼠标或键盘时，让手腕保持水平姿势，前臂中线和手掌中线保持直线。另外，显示屏应调整在合适的高度，双眼最好平视电脑屏幕上方，同时与屏幕保持合适的距离，正确的坐姿应让身体保持挺直，实现三个"90度"。

（2）颈侧屈肌抗阻练习。坐位，右手越过头顶放在左侧头部，施加阻力，尽力把头向左侧屈，同时脊柱保持竖直，颈部微向左侧屈，让左侧耳朵靠向肩膀，但没有贴上去，持续5~8秒后，恢复。重复5次再进行反方向练习。

（3）颈肌抗阻训练。坐位，双手交叉放在颈部，将头努力向后仰，同时脊柱保持竖直，头颈部保持中立，双手向前用力，两种力抵抗，但不要仰头。持续5~8秒后，恢复。将这个动作重复5次。

（4）颈椎活动度练习。头颈部处于中间，放松双侧肩部，同时脊柱保持竖直，进行下面练习。

左/右侧屈：尽量使颈部向左侧屈，数秒后，慢慢恢复。接着再做相反方向练习。共重复5次。

前屈、后伸：颈部向前屈，数秒后，慢慢归位，再进行后伸练习，重复5次。

左/右旋转：分别进行颈部左/右旋转练习，重复5次。

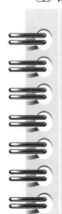

小贴士

帮助新房子净化空气的花卉

房屋装修后，如果甲醛、苯等有害气体未全部散去，居住在里面的人常会出现头痛、头晕、眼花、流涕、乏力、失眠、胃部不适、食欲不振及关节疼痛等症状，此时可以通过养一些花来保持室内空气清新。

吊兰具有强大的吸收甲醛的本领，被誉为居室中的"净化器"，它能有效吸收室内的有害气体。芦荟也是一种天然绿色植物，不但白天

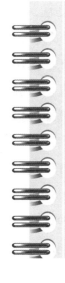

小贴士

放出氧气，夜里还可吸收房间中的二氧化碳，能够美化、净化环境。

月季、蔷薇能较多地吸收硫化氢、氟化氢、苯酚、乙醚等有害气体。雏菊、万年青可有效除去三氟乙烯的污染。菊花有吸收苯、二甲苯的本领，能减少苯的污染。

仙人掌、仙人球等花卉，可吸收甲醛、乙醚等装修产生的有毒有害气体。铁树不仅能吸收苯，而且能有效分解存在于地毯、绝缘材料、胶合板中的甲醛和二甲苯。

室内养花要根据实际需要选择品种，一般应遵循不释放有害物质、易于养护、香气平和、数量适宜等原则。

"鼠标手"的产生及防治

医学上称"鼠标手"为"重复性压力伤害"。一般而言，在正常情况下手腕活动是不会影响正中神经的。但当操作电脑时，因为鼠标和键盘有一定高度，手腕就需要背屈一定角度，这时腕部就一直在一个强迫体位，无法自然伸展。

"鼠标手"通俗、狭义的理解是"腕管综合征"，指的是人体的正中神经和进入手部的血管，在腕管处受压迫而产生的症状，主要表现为拇指肌肉无力感，食指和中指僵硬疼痛、麻木。

现在越来越多的人每天都长时间的接触、使用电脑，每天这些上网族都重复着移动鼠标、在键盘上打字的动作，手腕关节由于长时间反复、密集和过度的活动，造成腕部肌肉或关节疼痛、肿胀、麻痹、痉挛，这种病已经成为非常普遍的现代文明病。

因此，我们将这种有别于传统手部损伤的症状群叫做"鼠标手"，广义而言，一切由使用鼠标而引发的上肢（手腕、手臂、手掌、手指）不适，都可以叫做鼠标手或是鼠标伤害，除了提到的手指手部的症状外，手掌的酸涩，手腕和前臂的疲劳酸胀，手腕的僵硬，肩、颈部的不适都属于鼠标手的范畴。主要表现为手部灼烧感、麻木，夜间病情加剧，常在梦中痛醒，有的还伴有手部动作不灵活、无力，腕关节肿胀等症状。

对长期使用电脑的科技人员而言，手腕酸痛的时候，不妨握握拳头，这样可以让你舒服很多。通过重复握拳及放开的伸展动作，可以促进血液循环，让肌腱更加柔软，从而减轻局部肢体疲劳所带来的损伤。

握拳具体步骤为：第一步，放松全身，用力展开双手的手指，每次20~30秒钟，做2~3次；第二步，吸气，用力握拳，然后再吐气，同时快速伸开小指、无名指、中指、食指，左右手各进行10次；第三，用一只手的食指和拇指按揉另一手手指，从大拇指逐一进行，每个指头平均停留10秒钟。

下列方法也可参考。

用手握有一定重量的水瓶，先用手掌向上握水瓶，从下向上做抬起动作，接着用手掌向下握水瓶，做从下到上的运动，各进行25次。这个方法可以锻炼腕屈肌，增强手腕力量，有效防止腕关节骨质增生。

利用手表，顺时针和逆时针两个方向转动手腕25次，这个方法可以有效缓解手腕肌肉的酸痛感。

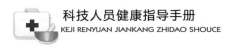

双掌合拢，上下进行摩擦直到微热，这个动作能够促进手部的血液循环。

肩部拉伸，右手臂向左拉伸时，颈部向右拉伸，手臂不要抬太高，与胸部保持一定距离，以免产生压迫感。每次停留30～45秒，换左手臂。

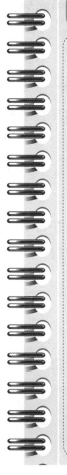

小贴士

掌握正确的刷牙方法

刷牙是保持口腔清洁的主要方法，它能消除口腔内的污物、食物残渣和部分牙菌斑，而且有按摩牙龈的作用，从而减少口腔中的致病因素，增强组织的抗病能力。刷牙对于预防各种口腔疾病，特别是对于预防和治疗牙周病和龋病，具有非常重要的作用。

常见的刷牙方法有以下几种。

生理刷牙方法：将牙刷毛与牙面接触，刷毛顶端指向牙冠，然后沿牙面向牙龈轻微拂刷，类似咀嚼纤维性食物对牙面的摩擦动作。这种方法能清洁牙面和刺激牙龈改善其血液循环，增进牙周组织健康。

比斯刷牙法：洗刷唇舌面时，刷毛与牙面呈45度角，刷毛头指向牙龈方向，使刷毛进入龈沟和邻间区，部分刷毛压于龈缘上，做前后向短距离来回颤动。刷毛紧压在牙面，使毛端深入裂沟区做短距离的前后向颤动。这种方法由于清洁能力较强，克服了拉锯式横刷法的缺点，而变为短横刷，能有效地去除牙颈部及龈沟内的菌斑；按摩牙龈，还可避免造成牙颈部楔状缺损及牙龈萎缩。

旋转式刷牙法：旋转式刷牙法是从牙龈往牙冠方向旋转刷。刷前牙唇面、后牙颊面和后牙舌腭面时，牙刷毛束的尖端朝向牙龈，即上牙朝上，下牙朝下。牙刷毛与牙面呈45度角，做小环形旋转运动。

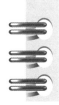

小贴士

人们日常生活中最习惯采用的横刷法弊病较多，可参考上述方法选择适合自己的刷牙方式。

灯光与睡眠

在我们生活当中，有些人喜欢开灯睡觉。有人是因为怕黑，有人是从小到大的习惯，有人是喜欢灯光下的夜生活……殊不知，开灯睡觉是一种不良的习惯，危害颇多，除了可能致癌以外，还会引起儿童性早熟、使人出现眼疾等。

一项最新研究指出，开灯睡觉的人或者生物钟自然睡眠模式受人造光线干扰的人，患癌症的几率要比关灯睡觉的人大得多。睡觉开灯会对人体带来破坏性影响，直接降低人体褪黑素的水平。

褪黑素是一种抗氧化剂，能够保护DNA免受氧化作用的破坏。褪黑素通常是在夜晚增加，对细胞起到保护作用，使细胞免受损伤，否则细胞很容易受到肿瘤的破坏。褪黑素的分泌主要集中在晚上9时至次日早晨8时之间，一般在凌晨2~3时达到高峰期。

褪黑激素的分泌，能有效抑制人体交感神经的兴奋性，使血压下降，心跳速率减慢，给心脏带来一个喘息的时间段，同时，褪黑素还加强身体的免疫功能，使身体能够消除疲劳，而它甚至还有杀死癌细胞的效果。褪黑素主要由人体的松果体分泌产生，但是，松果体有一个最大的特点就是，只要眼球一接触到光源，就会立刻停止褪黑素的分泌。

在夜晚时分，光线会使我们的自然生理节奏打乱，这种破坏会抑制褪黑素在夜晚的正常分泌。褪黑素会在夜晚快速增加，这对人体来说，是非常有益的。但是如果在睡觉的时候开灯，就会对褪黑素的分泌起到抑制作用。而如果没有褪黑素，癌细胞生长及癌细胞对DNA破坏的速度就会加快。作为一种抗氧化剂，褪黑素一旦遭到破坏，DNA很可能就会出现变异甚至是癌变。

过去曾有研究表明，一些晚上在灯光充足的环境下工作的人，患乳腺癌的几率就要比正常人高出许多。同时研究还指出，盲人患癌症的概率远远要低于平常人，这是因为盲人在晚上时根本不会使用电灯，因此褪黑素的分泌过程不受影响。进入20世纪以来，儿童患上白血病的数据急剧上升，并且患者多数都是5岁以下的儿童。而其中有许多的儿童都有开灯睡觉的习惯。

如果在睡觉的时候一定要开灯，可以采取下面的方法。

许多人都知道，人的眼皮有遮住部分光源的效果，如果在睡觉的时候能戴上眼罩，就能减少眼球在夜间接触光的概率，这样一来，即使开灯入睡也不会影响褪黑素的分泌。但是要注意的是，一旦灯光打开，再加上夜间频繁起夜，那么褪黑素的分泌或多或少就会受到影响。

对喜欢在睡觉时开灯的人来说，一定要意识到这种习惯的后果，只有慢慢改掉这个坏习惯，才能拥有良好的睡眠，远离睡眠障碍。

小贴士

床垫3个月应"翻身"一次

席梦思床垫由于其柔软舒适的特点，成为很多人首选的床垫。但用了几年后，有些人会感觉越睡越累，往往一觉醒来腰酸背痛，全身不舒服。一检查床垫才发现，上面已被睡出了"坑"，所以为了保证自己能睡个好觉且不影响骨骼的健康，同时保证良好的睡眠质量，最好3个月让床垫翻身一次。

建议每3个月翻转一次，这样可以确保床垫两面受力均匀，使床垫寿命得以延长。

脑力劳动者如何入睡

除了积极做运动，促进睡眠的方式还有很多，比如睡前泡脚和揉腹这些方法不论是对睡眠还是对祛病健身都有好处。

（1）揉腹。中医对人体的腹部诠释为"五脏六腑之宫城，阴阳气血之发源"。脾胃为人体后天之本，胃部所收纳的水谷精微，能够维持人体生理功能的正常运转。脾胃又是人体气机升降的枢纽，只有升清降浊，方能气化正常，人才容易健康、长寿、快乐。因此，睡前揉腹不但能预防疾病，而且对许多慢性病，如肺心病、肾炎、冠心病、高血压、糖尿病等，都有辅助治疗作用。

慢性肝炎。每天早、晚坚持揉腹，有利于舒肝解郁、调理脾胃，可解除肝区隐痛、腹胀不适、食欲不振等一系列问题。

揉腹预防胃、十二指肠溃疡病。每天早、中、晚饭后各揉腹

1次，每次大约揉5分钟的时间，可达到辅助治疗溃疡的目的。因为胃溃疡病的发生与胃酸分泌过多有关。经常揉腹，可促使前列腺素分泌增加，阻止胃酸过量分泌，有效预防溃疡。

睡前按揉腹部有助于睡眠。揉腹有利于人体保持精神愉悦。睡觉前按揉腹部，有助于入睡，防止失眠。对于患有动脉硬化、高血压、脑血管疾病的患者，按揉腹部能平息肝火，使人心平气和，血脉流通，起到辅助治疗的作用。

促进肠胃蠕动，消除便秘。揉腹可通和上下，分理阴阳，去旧生新，充实五脏，驱外感之诸邪，清内生之百症。睡觉前揉腹可以有效增加腹肌和肠平滑肌的血流量，增加胃肠内壁肌肉的张力及淋巴系统功能，从而加强对食物的消化、吸收，能够有效地改善大小肠的蠕动功能，从而起到促进排便的作用，有效预防和消除便秘，对老年人尤其重要。

一般来说，揉腹的时间选择在夜间入睡前和早晨起床前，排空小便，洗净双手，仰卧在床上，双膝稍微弯曲，全身尽量放松，左手按在腹部，手心对着肚脐，右手叠放在左手上。先按顺时针方向绕脐揉腹50次，再逆时针方向按揉50次。按揉时，力道要适度，要全神贯注，呼吸自然，并且要持之以恒地做下去，这样一定会收到明显的促眠健身效果。

（2）泡脚。人的双脚素有人体的"缩影"、"第二心脏"之称，这说明了在健康方面脚的地位是非常重要的。长期的实践证明，泡脚能促进身体的血液循环、通经活络、温灼脏腑、刺激神经末梢，对身体的保健很有价值。古语有云："春天洗脚，升阳固脱；夏天洗脚，暑湿可祛；秋天洗脚，肺润肠濡；冬天洗脚，丹田温灼。"泡脚疗法作为一种健康治疗手段能够流传数千年的原因也许就在于此。

泡脚属绿色手段，一无痛苦；二无毒副作用；三是廉价方便，一盆热水就足够了；四是舒适，工作、学习一天后全身上下都会感觉到很疲劳，在睡前把双脚泡在热水里，会感觉特别舒适惬意。

睡前泡脚，除反射性引起局部动、静脉扩张之外，还可对中枢神经系统产生一种良性、温和的刺激，促进大脑皮层进入抑制状态。泡脚使得血管扩张、血流加快，可以有效改善足部的营养代谢，促使积累的代谢产物——乳酸迅速排泄掉，对消除疲劳有积极意义，所以能够促进睡眠。

泡脚水的温度以38℃~45℃为宜，一般每天一次，每次的时间以半小时左右为宜。

小贴士

毛巾最宜每月换

毛巾在用过之后需要及时清洗、消毒，同时要及时更换。此外，不要在毛巾破损后才更换，最好每月换一条。

首先，毛巾多为棉纱制成，其中的棉纤维呈管状结构，具有吸附、储水的功能，在温暖的室内环境中，细菌就会在毛巾上大量繁殖滋生。空气中的灰尘、水中的杂质和皮肤上的油脂侵入毛巾，从而污染皮肤、阻塞毛孔。

其次，一条毛巾在长时间使用后，往往变黄、变硬，容易擦伤皮肤，造成皮肤的不适感。在一个家庭中，毛巾公用还会交叉感染皮肤类传染病。

所以，一个月更换一次毛巾，每星期进行一次蒸煮消毒，就可以减少细菌在毛巾中繁殖的几率。清洗后要注意及时悬挂在通风处晾干。

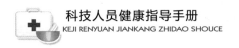

科技人员易疲倦的原因

最近，美国一些专家对产生疲倦的原因进行分析，并提出了相应对策。科技人员如有疲倦症状，不妨对号入座，找找原因。

（1）碳水化合物摄入过量。5-羟色胺是一种血管紧张素，会令你昏昏欲睡，疲乏无力。食物中碳水化合物能促进大脑合成5-羟色胺，蛋白质则能抑制其生成。因此，你要注意在膳食中少食碳水化合物，多摄入些蛋白质。

（2）周末睡懒觉。许多年轻人常利用双休日睡懒觉，且振振有词地说这是养精蓄锐。殊不知，我们的工作与休息时间受体内生物钟的控制，周末，若你一反常态睡懒觉，就会打乱生物钟的正常运转，影响体内激素正常释放，从而直接影响精神状态。

（3）间歇性低血压。间歇性低血压是诱发疲倦的重要因素。判断自己是否患有间歇性低血压并不困难，只要躺在一张倾斜70度的床上，呈头高脚低状。数分钟后，若有血压降低、头晕目眩、恶心等症状，就表明你患有间歇性低血压。治疗办法相当简单：一是在膳食中增加盐和水的摄入量；二是在医生指导下，通过药物使肾脏保留更多的钠。

（4）脱水。当你感觉口干舌燥时，就意味着你已经有脱水的可能。人在脱水后，血容量降低，体力下降，精力不支，容易疲劳。一般每人每日应饮用8～10杯水，这是保持精力旺盛的法宝。

（5）药物副作用。某些抗感冒类药物或止咳糖浆等均有产生嗜睡的副作用，使你感到疲劳困倦。一般停药后，疲倦感就会消失。

（6）工作负荷过重。工作负荷过重，会使人肌肉紧张，增加体内耗氧量，使人因缺氧而打瞌睡、发呆等。此时，最佳疗法是放松全身肌肉，想象一些美丽安宁的背景画面，如青山绿水、蓝天白云等，同时进行深而慢的呼吸。

（7）用眼过度。如果你久视电脑屏幕，或全神贯注于某一物过久，你将不可避免地有骨头酸疼、四肢麻木之感。这时候，请你每隔1小时闭目养神一会儿。

（8）工作环境色调阴沉。如果你所处的环境色彩黯淡、阴沉，就易感疲劳与压抑，因而在你工作学习的环境中，增加些黄、橙、红等色调，将有助于消除疲倦。

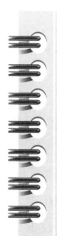

小贴士

咀嚼口香糖的时间别太长

咀嚼口香糖时间过长有可能对健康产生不利影响，专家提醒，咀嚼口香糖的时间不要超过15分钟。

长时间嚼口香糖，咀嚼肌始终处于紧张状态，有可能养成睡梦中磨牙的习惯，进而影响睡眠质量。

长时间咀嚼口香糖，胃内会分泌大量胃酸，特别在空腹状态下，不仅会出现恶心、食欲不振、泛酸水等症状，还有可能导致胃溃疡和胃炎等疾病，所以咀嚼口香糖的时间一定不能太长。

熬夜对科技人员的伤害及应对方法

随着当代生活压力的加剧，熬夜的人越来越多，殊不知这样做对身体的损害是非常大的。

人体内的肾上腺皮质激素和生长激素，都是在夜间睡眠时分泌出来的。前者在黎明前分泌，具有促进人体糖类的代谢，保障肌肉发育的功能；后者在入睡后方能产生，既能促进青少年的生长发育，也能延缓中老年人衰老。故在一天中睡眠最佳时间是夜间22时至凌晨6时。

经常熬夜会对科技人员的身体造成损害，最直接的损害有如下几种。

（1）睡眠不足会损伤肌肤，不仅使脸色暗淡无光，还容易长暗疮、细纹，眼睛也易变成"熊猫眼"。

（2）睡眠不足会提高压力荷尔蒙的含量，令我们所感受到的压力迅速提高。

（3）长期睡眠不足，可直接带来生理上的损害，造成食欲减退、消化不良、免疫功能下降，引发或加重神经官能症、溃疡病、高血压、失眠症、糖尿病、脑血管病等。

（4）长期睡眠不足，会引起判断力减弱、思维迟钝、协调功能不良，容易引发各种事故，造成人身伤害。

（5）从心理学角度看，长期睡眠不足的后果相当严重，可造成心理疲乏，情绪发生不良变化，以及行为异常，引起焦虑、忧郁、急躁等情绪反应，更严重的是，有的人可能出现双重人格，甚至诱发精神病。

研究表明，不规律熬夜比有规律的熬夜对健康危害更严重。尤其对那些间断性（不规律）晚睡的科技人员而言，频繁调整生物钟，其机体会受到更大的损害。需要警惕的是，长期熬夜者更容易遭受癌症之害，因为癌变细胞是在细胞分裂中产生的，而细胞分裂多在睡眠中进行。熬夜则会使睡眠紊乱，影响细胞正常分裂，从而导致细胞突变，产生癌细胞。

经常熬夜的人，如果勉强硬撑，或靠浓茶、咖啡及烟酒等的刺激，对身体则是百害而无一利的。所以，熬夜者应注意以下几点，尽量减少熬夜对身体的危害。

（1）不失时机休息。如果感到困倦就应及时休息，不可勉强继续工作。如有条件，可安排1小时午休或回家途中在车上闭目养神等，如此可恢复体力，使精神振作。

（2）加强饮食营养。应遵循量少质高的原则，选择富含蛋白质、脂肪和B族维生素的食物，如牛奶、牛肉、猪肉、鱼类、豆类等，也可吃些干果，如核桃、大枣、桂圆、花生等，这样可以起到抗疲劳的功效。

（3）消除心理负担。常熬夜者切勿忧虑和恐惧，应在夜生活中保持愉快的心情和高昂的情绪。

（4）加强体育锻炼。可根据自己的年龄和兴趣，参加有针对性的项目进行锻炼，提高身体素质。熬夜中如感到精力不足或者欲睡，就应做一会儿体操、太极拳或到户外活动一下。

（5）调整生理节律。常熬夜者应根据工作需要，重新制定作息时间表，并不断修改至适合为止。

可是有的人并不是因娱乐放松而熬夜，熬夜人群中有相当大的一批人是因为工作安排值夜班而不得不通宵。

工作是自己选择的，也是生活的重要收入来源，如果我们无法丢弃工作，那就只好用其他方法来尽量减少熬夜对我们身体的损害。

（1）早上下班之后尽早回家入睡，不要拖拖拉拉、弄这弄那，弄不好的话，你会给身体发出错误的活动信号，而不是睡眠信号。

（2）如果非得在深夜工作不可的话，先在工作前睡上几个小时。睡觉时间越接近夜班时间，对防止工作时困倦越有效，这样就能保证一天的睡眠时间了。

（3）改善你的睡眠环境，换上遮光窗帘，如果没有的话，戴上眼罩也可以。为避免各种声音干扰，你还可以戴上耳塞睡觉。

（4）学会睡"子午觉"，睡好了子午觉，你的一天精神也足够了。

（5）上夜班的时候，抽空小睡几次，哪怕是20分钟，也有很大作用。另外，也可以饮用红茶、咖啡等含咖啡因的饮料来提神。

（6）下班后，你需要一顿含有丰富的维生素C和B族维生素的早餐。有条件的话尽可能舒舒服服地洗个热水澡。

小贴士

面膜千万别干透了再揭

使用面膜美容时，大多数面膜都要求在脸上敷15～20分钟后取下。那种为了让面膜所有的精华都能被面部吸收而延长敷面膜时间的做法是不科学的。15～20分钟足以让面膜上的胶状物质被脸部皮肤吸收。如果等干透了才揭下来，那么变干的面膜会带走皮肤本身的水分，使皮肤呼吸不畅，反而会损害皮肤。

面膜一般是一次性的，所以最好的使用方法是即开即用。若使用后的面膜水分很多，可以用它擦拭身体其他部位。

知识链接 疾病的早期症状有哪些

（1）颅内肿瘤以及脑癌的早期症状：在头颅内，当颅内肿瘤增大时，可能会阻塞脑脊液的流动，使颅内压增加。这一压力可能直接导致以下3种症状：恶心、呕吐和头疼。另外，不同位置的颅内肿瘤还会造成不同的躯体症状，这是由肿瘤生长的位置决定的。

（2）头、颈部肿瘤的早期症状：其共同的症状包括咽喉持续疼痛、吞咽疼痛或吞咽困难、声音嘶哑或声音出现变化、嘴和咽喉流血、内耳疼痛。

（3）黄斑变性的早期症状：黄斑变性指的是与视网膜功能衰退有关的一种疾病。早期有如下几种症状：视野混浊或眼前有固定的黑影遮挡、视力下降、视物变形。

（4）皮肤癌的早期症状：皮肤上有一个按上去硬硬的红色肿块，一个具有后述特点的肿块：较小，颜色苍白，光滑，具有光泽，如同表面覆盖有一层蜡；皮肤表面的溃疡开始流血或流出组织液（比如透明的淡黄色液体）；溃疡上的红斑开始发生变化，变成覆盖有鳞屑或结痂的斑片；肿块变痒，继而有变痛的趋势；小斑点发红或变得肿胀；一颗痣突然变大，外观出现变化。

我们简单总结，以方便大家进行早期的皮肤癌自查，寻找不对称的病损，比如，一个痣不再是对称的圆形，而是变成不对称的形状；寻找边缘不规则的痣，比如，一个痣的边缘变为锯齿状，或发现有凹陷；寻找颜色变异的痣，比如，一个痣的颜色变得不一致，上面有不同色泽的斑点。

（5）心脏疾病的早期症状：在心脏损害的早期可能不出现早期症状，但是有时候，人们会出现一些其他方面的症状，它们便是心脏疾病初期的早期症状——有劳力性胸痛，即在活动后出现的胸痛、呼吸短促、下肢浮肿、高血压、高血脂。

（6）心肌梗死的早期症状：胸部（或者是心窝处）出现不适，其不适时间持续好几分钟；单侧或双侧手臂出现疼痛，背、颈、下巴和腹部出现疼痛；呼吸短促（在任何胸部不适之前便出现）；出冷汗，犯恶心或眼冒金星。

（7）中风的早期症状：脸部、手臂和腿部突然变得麻木或肌力变弱，尤其是当它们集中在身体的一侧出现时；突然间出现神志不清、口齿不清、理解障碍；突然间出现单眼或双眼视力问题；突然间出现行走跌撞，眩晕，失去平衡感和方向感；突然间出现不明原因的严重头疼。

（8）心跳骤停的早期症状：心跳骤停往往没有任何信号便突然发作。它发作时表现如下：躯体突然丧失反应；摇晃他们时没有反应；没有呼吸；没有脉搏；没有肢体活动，也没有咳嗽等其他反应。

（9）肺癌的早期症状：咳嗽；呼吸短促；哮喘；胸痛；咳出的痰里有血丝；体重减轻；肺部感染（肺炎）。

（10）胰腺癌的早期症状：胰腺癌的症状常常出现得很迟，再加上症状没有特异性，致使胰腺癌患者被确诊时，往往已是晚期。大约一半的患者会出现黄疸（皮肤呈黄色）。他们还会出现体重下降、疲劳、腹部不适、食欲降低，并出现葡萄糖耐量降低。但遗憾的是在临床上我们发现，患者往往忽略了这些症状的发生和发展，以至于延误了疾病的诊断。

（11）膀胱癌的早期症状：尿中有血（少量的血液会使尿液的颜色变为淡淡的粉色）；尿频；尿痛。

（12）宫颈癌的早期症状：异常的阴道出血；异常的阴道分泌物；下背痛；性交痛；尿痛。

（13）乳腺癌的早期症状：乳房上出现不正常的凹陷；乳房上一些区域的皮肤变得如同橘皮一样；在腋下或在乳房部位摸到肿块；乳头泌液，乳头疼痛或乳头内翻；乳房的皮肤出现刺激痛；乳房肿胀。

（14）卵巢癌的早期症状：腹部胀气；腹部及盆腔的不适感或紧绷感；食欲下降或有恶心感；肠功能紊乱或出现尿频；背部或腿痛；营养不良或消瘦；疲劳；胃肠道症状（包括胀气、腹痛、消化不良）；不正常的阴道出血。

（15）大肠癌（包括结肠癌和直肠癌）的早期症状：感觉疲劳、虚弱；黄疸；腹部疼痛或痉挛；肠运动异常；运动后感觉肠胀气；有血从直肠中流出；大便带血；食欲减退。

（16）关节炎的早期症状：关节僵直，难以活动；一些日常活动变得困难，比如爬楼梯或开启一个罐头；在一天中的某个时间段里，关节变得极为疼痛、僵硬；一些类型的关节炎还可引起肢体水肿、感染，关节处的皮肤发红、发热。

（17）1型糖尿病的早期症状：1型糖尿病患者（常是年轻人）的症状很明显，而且常常突然出现。大多数1型糖尿病患者能得到医生的及时治疗。以下是这种疾病的早期症状：尿频（尿量很大）；非常口渴，大量饮水；极度饥饿；体重迅速减轻；易疲劳；易过敏；出现恶心或呕吐；实验室检查显示，血和尿中含糖量很高。

（18）2型糖尿病的早期症状：2型糖尿病患者（常是中年人）的症状是逐渐出现的。如果大家发现自己身上出现了2型糖尿病的早期症状，请尽快到医院接受治疗。请记住，糖尿病与高血压一样，是终生性的疾病，需要终生性地接受治疗。这种疾病的早期症状：视物不清；腿部、脚部和手指等部位出现麻木或刺痛；皮肤经常发生感染；皮肤、牙龈和尿道重复发生感染；皮肤和生殖器出现瘙痒；困倦，成天昏昏欲睡；伤口愈合缓慢，比如刀伤和挫伤要过很久才能愈合；有1型糖尿病中的任何症状。

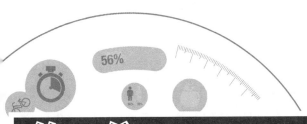

第二编 常见病的防治

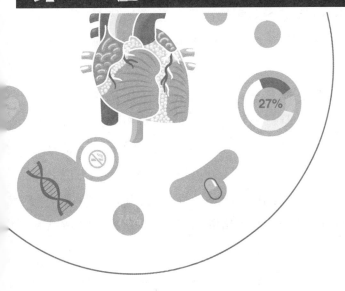

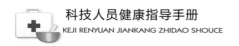

甲型 H1N1 流感

甲型H1N1流感是一种急性呼吸道传染病，与以往的季节性流感病毒不同，甲型H1N1流感病毒毒株包含有猪流感、禽流感和人流感三种流感病毒的基因片段。人群对甲型H1N1流感病毒普遍易感，并可以人传染人，人感染后多出现发热、咳嗽、头痛、发冷和疲劳等，有些还会出现腹泻或呕吐、肌肉痛或眼睛发红等。2009年开始，甲型H1N1流感在全球范围内大规模流行，2010年8月，世界卫生组织宣布甲型H1N1流感大流行期已经结束。现在甲型H1N1流感已经成为北方地区的季节性流感。甲型H1N1流感病毒害怕高温，猪肉加热至71℃，就能杀死甲型H1N1流感病毒。目前预防甲型H1N1流感的疫苗已投入使用。

甲型H1N1流感患者为主要传染源，虽然在猪体内已发现甲型H1N1流感病毒，但目前尚无证据表明动物为传染源。甲型H1N1流感的传播主要是飞沫或气溶胶经呼吸道传播，在人群密集的环境中更容易发生感染，也可通过眼结膜、鼻腔、口腔等处的黏膜直接或间接接触传播。手接触患者的呼吸道分泌物、体液和被病毒污染的物品亦可将病毒带至呼吸道造成传播。

甲型H1N1流感的潜伏期一般为1~7天，多为1~4天。表现为流感样症状，包括发热（腋温≥37.5℃）、流涕、鼻塞、咽痛、咳嗽、头痛、肌痛、乏力、呕吐和（或）腹泻。可发生肺炎等并发症。少数病例病情进展迅速，出现呼吸衰竭、多脏器功能不全或衰竭。患者原有的基础疾病亦可加重，病情严重者可以导致死亡。

预防甲型H1N1流感的发生应做到以下几点。①勤洗手，养成良好的个人卫生习惯，睡眠充足，多喝水，保持身体健康。②应保持室内通风，少去人多、不通风的场所。③厨房用具生熟要分开。④咳嗽或打喷嚏时用纸巾遮住口鼻，如无纸巾不宜用手，而是用肘部遮住口鼻。⑤常备治疗感冒的药物，一旦出现流感样症状（发热、咳嗽、流涕等），应尽早服药对症治疗，并尽快就医，不要上班或上学，尽量减少与他人接触的机会。⑥避免接触出现流感样症状的患者。

小贴士

什么是感冒

感冒分普通感冒和流行性感冒两类。普通感冒为多种病毒引起的呼吸道感染性疾病，发病率高，人群有普遍的易感性，一年四季均可发生，但以冬春及气候剧变时尤为多见。流行性感冒是由甲、乙、丙三型流感病毒引起的急性呼吸道传染病，病情比较重，传染性极强，常可出现爆发性大流行。

普通感冒以上呼吸道症状为主，有喷嚏、鼻塞、流涕、咽部干痒作痛，咳嗽声嘶，并伴有低热、乏力、食欲不振、全身酸痛等；流行性感冒起病急骤，病情严重，常见畏寒、高热、头痛、全身酸痛、乏力、鼻塞、流涕、咽痛，或伴有腹泻、恶心、呕吐；高热2～3天后渐退，临床症状逐渐减轻。若是轻型流感，发热不高，全身症状及呼吸道症状均较轻，约1～2天后逐渐好转。

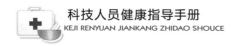
H7N9 禽流感

H7N9禽流感是甲型流感中的一种新型禽流感，于2013年3月底开始，在上海、安徽、江苏、浙江等地相继发现。该病毒感染均在早期出现发热，可伴有头痛、肌肉酸痛和全身不适，患者常出现咳嗽、少痰等，病情发展迅速，常表现为重症肺炎，可危及生命，死亡率高。目前人群感染H7N9禽流感病例呈散发态势，且尚未有疫苗推出。禽流感病毒普遍对热敏感，对低温抵抗力较强，煮沸（100℃）2分钟以上可灭活。

传染源目前尚不明确，根据以往经验及本次病例流行病学调查，推测可能为携带H7N9禽流感病毒的禽类及其分泌物或排泄物。主要经呼吸道传播，也可通过密切接触感染的禽类分泌物或排泄物等被感染，直接接触病毒也可被感染。现尚无人与人之间传播的确切证据。

目前尚无确切证据显示人类对H7N9禽流感病毒易感。现阶段高危人群主要是从事禽类养殖、销售、宰杀、加工业者，以及在发病前1周内接触过禽类者。

根据流感的潜伏期及现有H7N9禽流感病毒感染病例的调查结果，潜伏期一般为7天以内。患者一般表现为流感样症状，如发热，体温大多持续在39℃以上，咳嗽，少痰，可伴有头痛、肌肉酸痛和全身不适。患者病情发展迅速，表现为重症肺炎，出现呼吸困难，可伴有咯血痰，病情可快速发展，出现急性呼吸窘迫综合征、纵隔气肿、意识障碍、休克、急性肾损伤、多脏器功能不全等。

本病尚无疫苗防控手段。个人防护要注意：一是避免接触活禽类牲畜。二是接触活禽类的各种工作人员要佩带口罩，保持手部卫生。三是加强室内通风和空气消毒。四是禽、肉类食物要烧熟煮透，居家案板要生熟分开。五是有感冒、发热时要及时就医，应佩戴医用外科口罩。

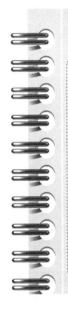

小贴士

便秘慎用泻药

便秘的原因很多，不能只通过吃泻药来解决。

泻药的主要作用是刺激或者促进肠道蠕动，引起排便反射或者通过软化粪便，润滑肠道。如果长期服用泻药，会引起直肠黏膜张力感受器敏感性下降或者丧失，严重的时候会造成严重的排便困难。粪便如果长期不能排出体外，会变得坚硬。如果用力过度，很容易导致脑血管疾病发作或者诱发心绞痛等疾病。

预防便秘平时应多食用一些含纤维素高的食物，经常做提肛运动。因为提肛运动不仅可以促进肠蠕动，提高肛门肌肉收缩力，还可加强局部血液循环，有益于人们的身体健康。

人禽流感病

人禽流感是由禽甲型流感病毒某些亚型中的一些毒株引起的急性呼吸道传染病。早在1981年，美国就有禽流感病毒H7N7感染人类引起结膜炎的报道。1997年，我国香港特别行政区发生H5N1型人禽流感，导致6人死亡，在世界范围内引起了广泛关注。近年来，人们又先后获得了H9N2、H7N2、H7N3亚型禽流感病毒感染人类的证据，荷兰、越南、泰国、柬埔寨等国家相继出现了人禽流感病例。尽管目前人禽流感只是呈地区性小规模流

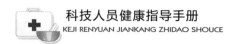
行，但是，考虑到人类对禽流感病毒普遍缺乏免疫力以及人类感染H5N1型禽流感病毒后的高致死率，世界卫生组织认为该疾病可能是对人类存在潜在威胁最大的疾病之一。

人禽流感病的传染源主要为患禽流感或携带禽流感病毒的鸡、鸭、鹅等禽类，特别是鸡；野禽在禽流感的自然传播中扮演了重要角色。传播途径主要经呼吸道传播，也可通过密切接触感染的家禽分泌物和排泄物、受病毒污染的水等被感染，直接接触病毒毒株也可被感染，尚无人与人之间传播的确切证据。目前人类研究认为，人类对禽流感病毒并不易感。任何年龄均可被感染，但在已发现的感染病例中，13岁以下儿童所占比例较高，病情较重。高危人群为从事家禽养殖业者、在发病前1周内去过家禽饲养、销售及宰杀等场所者以及接触禽流感病毒感染材料的实验室工作人员等。

人禽流感病的潜伏期一般为1～3天，通常在7天以内。不同亚型的禽流感病毒感染人类后可引起不同的临床症状。重症患者一般均为H5N1亚型病毒感染。感染H9N2亚型的患者通常仅有轻微的上呼吸道感染症状，部分患者甚至没有任何症状；感染H7N7亚型的患者主要表现为结膜炎。患者急性起病，主要为发热，体温大多持续在39℃以上，热程1～7天，一般为3～4天，可伴有鼻塞、咳嗽、咽痛、头痛、肌肉酸痛和全身不适，部分患者可有恶心、腹痛、腹泻、稀水样便等消化道症状。重症患者病情发展迅速，可出现肺炎、急性呼吸窘迫综合征、肺出血、胸腔积液、全血细胞减少、肾衰竭、败血症、休克及Reye综合征等多种并发症。白细胞总数一般不高或降低。重症患者多有白细胞总数及淋巴细胞减少，并有血小板降低症状。

预防人禽流感病应注意以下几点。①尽量减少与禽、鸟类的不必要的接触，尤其是与病、死禽类的接触。②因职业关系必须接触者，工作期间应戴口罩、穿工作服。③与家禽或人禽流感患者有密切接触史者，一旦出现流感样症状，应立即进行流行病学调查，采集患者标本并送至指定实验室检测，以进一步明确病原，同时应采取相应的防治措施。有条件者可在48小时以内口服神经氨酸酶抑制剂。④接触人禽流感患者应戴口罩、戴手套、戴防护镜、穿隔离衣。接触后应洗手。⑤加强检测标本和实验室禽流感病毒毒株的管理，严格执行操作规范，防止实验室的感染及传播。⑥注意饮食卫生，不喝生水，不吃未熟的肉类及蛋类等食品；勤洗手，养成良好的个人卫生习惯。⑦可采用中医药方法辨证施防，适用于高危人群，应在医生指导下使用。

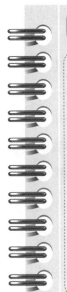

小贴士

长期心情不好容易引发胃病

许多胃病的发病与人的心理、情绪息息相关。情绪低落、精神萎靡时，茶饭不思；情绪高涨、心情愉快时，则食欲倍增。

胃肠道的蠕动，尤其是各种消化腺的分泌，都是在神经内分泌系统的支配下进行的。人在愉快的情绪下进餐，消化液会大量地分泌，胃肠道蠕动也加强，使消化活动顺利进行，从而有益于健康；相反，在恶劣情绪下进餐，则可能导致消化功能降低，甚至发生紊乱。如果长期在恶劣情绪下进餐，就会患各种胃病。最常见的有胃与十二指肠溃疡和慢性胃炎等。

因此，胃病治疗不能单纯依靠药物和饮食调节，治疗的同时，一定要注意克服不良心理、不良情绪，保持愉快心情，这样才能达到更好的治疗效果。

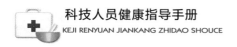

肺结核

　　肺结核是由结核分枝杆菌引发的慢性传染病，可累及全身多个器官，但以肺部受累最为常见。本病病理特点是结核结节和干酪样坏死，易形成空洞。临床上多呈慢性过程，少数可急起发病。

　　肺结核并无非常特异性的临床表现，有些患者甚至没有任何症状，仅在体检时发现。患者可有一些结核中毒症状，如夜间盗汗，表现为熟睡时出汗，几乎湿透衣服，觉醒后汗止，其他全身症状还有疲乏无力、食欲缺乏、消瘦、失眠、月经失调甚至闭经等。急性血行播散性肺结核、干酪性肺炎、空洞形成或伴有肺部感染时等可表现为高热。常见症状为咳嗽、咳痰、咯血、胸痛、呼吸困难等，干咳三周或以上，伴痰血，要高度怀疑肺结核的可能，患者咳痰较少，一般多为白色黏痰，合并感染、支气管扩张常咳黄脓痰，干酪样液化坏死时也有黄色脓痰，甚至可见坏死物排出，当结核坏死灶累及肺毛细血管壁时，可出现痰中带血，如累及大血管，可出现量不等的咯血。肺结核并发结核性胸膜炎会引起较剧烈的胸痛，与呼吸相关。晚期肺结核，两肺病灶广泛引起呼吸衰竭或伴右心功能不全时常出现较严重的呼吸困难。

　　肺结核的预防方法如下。

　　（1）加强宣教与健康管理。

　　（2）控制传染源。这是控制结核病流行的关键环节。主要是通过肺结核病例的早期发现、早期进行强有效的化学治疗，加强肺结核的化学治疗管理，使排菌的肺结核患者失去传染性，保护健康人群免受结核菌感染。

（3）保护易感人群。卡介苗接种：卡介苗是一种无毒牛型结核菌的活菌疫苗，接种后人体获得一定的免疫力，对结核病有一定的特异性抵抗力。卡介苗在预防儿童结核病，特别是那些可能危及儿童生命的严重类型，如结核性脑膜炎、血行播散型结核等方面具有相当的效果，但对成人的保护有限，不足以预防感染和发病。

（4）药物预防。针对感染结核菌并存在发病高危因素的人群进行药物预防，主要对象包括：HIV感染者；与新诊断为传染性肺结核有密切接触史且结核菌素试验阳性的幼儿；未接种卡介苗的5岁以下结核菌素试验阳性的儿童；结核菌素试验强阳性且伴有糖尿病或矽肺者；与传染性肺结核有密切接触的长期使用肾上腺皮质激素和免疫抑制剂的患者。

小贴士

高血压人群慎食松花蛋

松花蛋是用纯碱、食盐等辅料腌制成的。纯碱、食盐均为含钠的化合物，因此松花蛋含钠量甚高。研究显示，每100克松花蛋含钠740毫克，含钾70毫克。人摄入钠过多，可使血压增高。同时，尿中钠对钾的比值愈高，血压平均值也愈高，而松花蛋含钠的数量为钾的10倍多。所以，高血压人群应该尽量少吃或者不吃松花蛋。

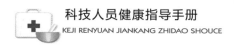
细菌性痢疾

急性细菌性痢疾简称菌痢，是由痢疾杆菌引起的一种急性肠道传染性疾病。临床上以发热、腹痛、腹泻、里急后重及排出含黏液、脓血的稀便为主要症状。中毒型痢疾是细菌性痢疾的危重临床类型，起病急，发展快，病情严重，常发生惊厥及休克，易引起死亡，必须早期诊断、及时治疗。一年四季均有散在性发病，以夏秋季节常见流行，普遍易感，以儿童为多。

患者及带菌者是细菌性痢疾的传染源，其中非典型患者、慢性患者及带菌者由于症状轻或无症状而易被忽略，故在流行病学中的意义更大。痢疾杆菌随患者粪便排出，直接或通过苍蝇污染食物、生活用品或手等，经口使人感染，地震、战争、洪水等因素可致水源污染，而引起暴发流行。人群普遍易感，病后免疫力短暂而不稳定，且不同菌群及血清型之间无交叉免疫，但有交叉耐药，故易复发和重复感染。

急性细菌性痢疾的潜伏期一般为1～2天。普通型（典型）：起病急，发热39℃以上，继之出现腹痛、腹泻，大便开始时为稀便或水样便，以后大便次数增多，但便量逐渐减少，并且转变为黏液便或脓血便，严重者可达20～30次每日，大便时里急后重感（大便时有下坠感、排便不尽感）明显，经过治疗，症状可望5～7天得到控制，整个病程约1～2周。中毒型以2～7岁儿童多见，起病急骤，发热，体温很快升至40℃以上，病情严重，迅速恶化并出现惊厥、昏迷和休克。本型病死率高。

预防细菌性痢疾的发生要注意以下几点。① 及时隔离患者，尤其是餐饮业人群。② 搞好环境卫生，加强厕所及粪便管理，消灭苍蝇孳生地，发动群众消灭苍蝇。③ 加强卫生教育，做到饭前便后洗手，不饮生水，不吃变质和腐烂食物，不吃被苍蝇沾过的食物。④ 保持良好的卫生习惯，厨房用具生熟分开。⑤ 做好消毒隔离工作，食具要煮沸15分钟消毒，患者的粪便要用1%漂白粉液浸泡后再倒入下水道。

小贴士

最伤胃的七个原因

多。吃太多会导致胃酸、胰液、胆汁等消化液分泌增加，超出分泌能力，可能会导致胆管、胰管等相对狭窄、梗阻，造成消化功能紊乱。

冷。胃、十二指肠溃疡发病有季节性，秋冬和冬春交替都是高发期，寒冷的冬季尤其要注意养胃。胃痛、腹部不适、消化能力降低，这时进食生冷食物就会引起或者加重胃部不舒服症状。

坐。运动有助于胃肠的蠕动，能帮助消化。刚吃完饭不适合埋头工作，因为胃肠的消化需要有足够的血液保障，如吃完饭就工作，血液供给大脑，胃肠得不到消化所需的循环血量，十分影响消化。

忍。很多人胃疼只是吃点药忍忍，这样做可能会使小病发展成大病。胃部不适是身体在报警，这时要及时就医。

少。身体要正常运行也需要能量。晚饭要少吃但并不是不吃，否则胃部分泌出的胃酸没有食物可消化，会损伤食管、胃肠黏膜（损伤较深即可形成溃疡）。

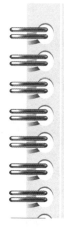

小贴士

　　晚。很多人常会在晚上9点之后才吃晚饭，而且吃完就睡。不按时吃饭，胃酸没有及时被食物中和，高酸状态容易导致消化性溃疡。食物从胃排空，进入小肠消化大约需要两小时，吃完饭就睡胃肠道没时间消化，会导致消化功能异常。

　　剩。许多人为避免浪费，把剩饭加热后再吃。但研究发现，剩饭重新加热后再吃则难以消化，时间长了还可能引起胃病。长期食用这种重新加热的剩饭，容易发生消化不良甚至导致胃病。

胃病

1. 胃炎

　　胃炎是由致病因素引起的胃黏膜的炎症，一般分为急性、慢性胃炎，还有急性腐蚀性等特殊性胃炎。在慢性胃炎中，由侵害部位分为胃体炎（A型胃炎）和胃窦炎（B型胃炎）；由侵害深度分为浅表型和全层黏膜炎；出现腺体破坏或减少的，称为萎缩性胃炎。

　　（1）急性胃炎：急性胃炎是由多种病因引起的急性胃黏膜炎症。临床上急性发病，常表现为上腹部症状。主要表现是胃黏膜的糜烂和出血，多由创伤等应激反应，酒精、铁剂等口服液，缺血，胆汁反流，幽门螺旋杆菌感染等病因引起。大多没有自觉症状，常见有出血（呈少量、间歇性），确诊有赖于胃镜检查，主要采取针对病因的相应治疗措施，一旦发生大出血，应先止血，再采取相关治疗措施。

　　（2）慢性胃炎：一般没有胃黏膜的糜烂。B型胃炎主要由幽门螺旋杆菌感染引起，少数由胆汁反流、消炎药物、吸烟和酒癖引起，炎症由浅变深、变重，可形成萎缩性胃炎。A型胃炎很少见，主要由自身免疫反应引起，有胃酸缺乏征象。

临床上慢性胃炎多无明显症状。部分有消化不良，出现上腹饱胀不适，餐后隐痛、嗳气、泛酸、呕吐等症状。A型胃炎可出现明显厌食和体重减轻，可伴有贫血，确诊主要依靠胃镜检查和胃黏膜活检，A型胃炎还可检查血中抗壁细胞抗体，以辅助诊断，无特殊治疗。B型胃炎治疗主要是灭菌治疗，国内外倡导三联或四联疗法。

此外，有的患者，检查发现的肠腺化生，主要是指胃腺转变成肠腺样（特点是含杯状细胞多），如形成不典型性增长，达到中度水平，可能是癌前病变。对于胃黏膜之肠化和不典型增生，这类病变是可逆的，应消除恐癌心理。应用胡萝卜素、维生素C以及叶酸治疗，可帮助其逆转，但须做定期随访。

2. 消化道溃疡

消化道溃疡是指发生在胃和十二指肠球部的慢性溃疡，不同于胃炎的糜烂，特点是黏膜缺损超过了粘膜肌层。该病南方高于北方，城市高于农村。胃溃疡多发生于中老年，而十二指肠溃疡发生于青壮年。该病特点：慢性过程且反复发作；呈周期性，间隔几周、几月或几年发作；有季节性，多在秋冬和冬春之交发病；上腹痛呈节律性。

主要病因是幽门螺旋杆菌感染引起，其次是胃酸分泌过多、阿司匹林等消炎药物引起。也存在着遗传、应激、心理、吸烟等致病原因。从发病机制上：一方面是胃酸和胃蛋白酶的侵袭力，损伤粘膜，是十二指肠溃疡形成的主要因素；另一方面是黏膜屏障、黏液—HCO2屏障等防卫因子力量削弱，是胃溃疡（胃酸分泌处于正常范围）形成的主要因素。

临床症状主要是上腹痛。①胃溃疡常出现规律性疼痛，餐后半小时至1小时出现（相当于餐后痛），下一餐前自行消失，有的呈不典型疼，仅表现为上腹不适、厌食、嗳气、泛酸。②十二指肠溃疡疼痛呈节律性，早餐后1～3小时开始上腹痛（相当于饥饿疼），午餐前或进食缓解，餐后2～4小时又痛。两者均有午夜疼。

检查体征：上腹有压痛点，而疼痛缓解后无明显体征。胃镜检查可明确诊断。此外，胃溃疡患者胃酸分泌正常或稍低，十二指肠溃疡患者胃酸分泌过多；两者检测胃泌素高于正常值，幽门螺旋杆菌检测呈阳性，X线钡餐可见龛影。该病要与功能性消化不良、胃泌素瘤、癌性溃疡相鉴别。

消化道溃疡较严重的并发症是出血、穿孔、幽门梗阻、癌变。其中，出血占20%，主要是溃疡侵蚀造成毛细血管破裂引起。穿孔是最严重的并发症，可造成剧烈疼痛，引发腹膜炎，应在穿孔后6～8小时内手术治疗；超过24小时预后恶劣。幽门梗阻是由于炎症消肿和幽门平滑肌痉挛引起暂时性梗阻，或由溃疡后形成瘢痕收缩而形成持久性，多有胃排空延迟、餐后疼痛加剧、呕吐等症状。癌变可继发于胃溃疡，约1%的几率，一般45岁以上、长期胃溃疡、粪隐血阳性、8周治疗无效的，要注意癌变可能。治疗原则是消除病因、控制症状、促进愈合、防止复发和避免并发症。

小贴士

刷牙和刷牙用具的选择

牙菌斑是牙周病的始动因子，因此牙周病治疗首先应该清除菌斑和预防菌斑的再形成。使用牙刷可有效去除牙菌斑、软垢和食物残渣，是保持口腔清洁的重要自我口腔保健方法；也是人们自我清除菌斑，预防牙周病发生、发展和复发的最主要手段。选择合适的牙刷、牙膏、刷牙方法可以最大程度地控制牙菌斑，维护口腔健康或延长修复体的使用寿命。

牙刷是刷牙的工具，包括手动牙刷和电动牙刷。针对不同年龄和口腔具体情况选择不同的牙刷。牙刷的设计各种各样，刷头的大小和形状可根据个人的需求选择。

刷头的大小应按口腔的大小加以选择，如儿童和成年人应使用大小不同的牙刷。其实任何一款牙刷，无论其刷头形状如何，只要方法正确，都能清洁牙齿，但牙周组织的健康状况不同，使用的牙刷刷毛的软硬程度要有一定区别。中、软毛牙刷柔韧易弯曲，并能进入龈缘以下和牙间隙清除菌斑。为了增强清洁功效，有的牙刷采用末端分叉的刷毛，增加刷毛末端与牙面的接触面积；有的牙刷在刷毛表面也增加了各种处理，如通过在刷毛表面增加纹理或微结构来增加刷毛侧面的摩擦性。

电动牙刷普遍采用干电池或充电电池驱动，使用方便。随着技术的进步，电动牙刷刷头的设计也得以不断改进，除了更好地清洁牙菌斑效果，电动牙刷还具有更好的清洁色斑、美白牙齿的功效。电动牙刷适用于所有使用手动牙刷达不到理想清洁效果的人。

由于使用电动牙刷的技巧有别于普通牙刷，如果想在使用电动牙刷时得到良好的清洁效果，须请教牙科医生，了解如何改变刷牙技巧以作配合，且由于电动牙刷比普通牙刷的价钱高，可按自己的经济能力考虑选用与否。

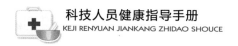

高血压

血压是血管中流动的血液对血管壁的压力，它是推动血液流动于血管的动力，以供给全身组织器官血液与养分。由于血管分为动脉、静脉和毛细血管，所以，也就有动脉血压、静脉血压和毛细血管压之分。通常所说的血压是指动脉血压。心脏收缩时，血液从心脏流入动脉，此时血液对动脉管壁的压力最高，称为收缩压（也就是通常所说的高压）；心脏舒张时，动脉血管收缩，血液依靠血管壁的弹力和张力作用仍慢慢继续向前流动，但血压下降，此时的压力称为舒张压（也就是低压）。

高血压是一种常见的心血管疾病。高血压的诊断标准是，在非药物控制的前提下，一般将收缩压≥140 mmHg和/或舒张压≥90 mmHg，称为高血压。高血压分为原发性高血压和继发性高血压两类。原发性高血压是以血压升高为主要临床表现的综合征，占所有高血压的95%以上。继发性高血压是由某些确定的疾病或病因（如脑瘤、肾炎）而引起的血压升高，约占所有高血压的5%，其与原发性高血压不同，只要解决致病病因或者治好原发疾病，高血压体征就能得到明显缓解或者恢复。

高血压患者有头晕、头痛、眼花、耳鸣、失眠、乏力等症状。有时可有心前区不适，甚至心绞痛，或有过早搏动而引起的心悸。随病程进展，血压持续升高，出现心、脑、肾、眼等靶器官受损表现。

高血压的主要危害如下。

（1）脑：引起脑血管出血或栓塞。

（2）心：引起心肌梗塞。

（3）肾：造成肾功能损害，甚至尿毒症。

（4）眼：造成眼底血管痉挛性收缩，动脉血管狭窄、硬化等，出现视物不清，视网膜出血、渗出或神经乳头水肿。

高血压的预防措施主要是改善生活方式。

（1）饮食疗法：提倡饮食以新鲜蔬菜和粮食为主，追求饮食多样化。配合适量肉类、鱼类、蛋类、奶类制品。尽量用植物油，每日不超过25毫升；还可以补充钾1 000毫克和钙400毫克。

（2）降低食盐量：每日食盐量控制在4～6克，大约为1个啤酒瓶盖的容量。

（3）戒烟、限酒：日摄入啤酒量不宜超过1瓶，白酒以不超过1两为宜。

（4）控制体重和增加运动：尽量把体重指数控制在25以下。较好的运动方式是低或中等强度的有氧运动，一般每周坚持运动3～5次，每次30～60分钟为宜。

（5）养成良好的生活习惯：大便要通畅，每天定时排便，多食含纤维素多的蔬菜和粗粮，比如萝卜、地瓜、燕麦等；避免突然改变体位；情绪要稳定；根据天气变化随时增减衣服，不用过冷或过热的水洗澡洗脸；避免高空作业。

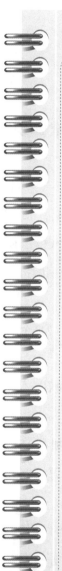

小贴士

牙线的使用方法

牙线是用尼龙线、丝线或涤沧线等纤维制成的细线，是一种清洁牙齿的用品。

牙线的具体使用方法如下。

（1）拉出50厘米左右的牙线，把大部分牙线松松地绕在两手的中指上，一边较多，一边较少。两手之间留出5厘米左右牙线。

（2）用拇指和食指拉紧牙线，在齿间慢慢地由上而下滑动，要小心不要伤害到牙龈。

（3）把牙线绕着每个牙齿成"C"型，慢慢地上下拉动，包括牙龈线以下部位。再放出干净的牙线清洁下一颗牙齿。

如果牙齿与牙齿之间的缝隙较宽，可用牙缝刷代替牙线，因其刷头为金属丝，四周附带有柔软的刷毛，且有各种不同大小和形状的刷头，利于清洁牙齿邻面。使用牙缝刷时，只要把它轻轻插入牙缝中，紧贴牙龈边缘，缓慢移动，就可以有效清洁牙齿。

牙缝刷适合于宽大的牙间隙，或有牙龈退缩者，尤其是牙齿邻面外形不规则或有凹陷时及根分叉处的菌斑清除，也适合正在进行正畸矫正的患者。

刷牙是控制菌斑的基本方法，目的在于清除牙面和牙间隙的菌斑、软垢与食物残屑，减少口腔细菌和其他有害物质，防止牙石的形成。但是，如果刷牙方法不适当，不但达不到刷牙的目的，反会引起各种不良后果，最常见的是牙龈萎缩和牙齿颈部的楔状缺损，并由此而引起的牙颈部敏感，因此在刷牙的过程中应通过轻柔的力量进行循环往复动作来实现，通过相同动作的重复使滞留在牙齿表面大块的食物残渣由大变小，由有到无，达到清洁的目的，而不是通过蛮力来实现。

冠心病

冠状动脉粥样硬化性心脏病是心脏冠状动脉发生血管硬化病变而引起管腔狭窄或阻塞，造成心肌缺血、缺氧或坏死而导致的心脏病，常被称为"冠心病"。临床上分为隐匿性（无症状）冠心病、心绞痛、心肌梗塞、心力衰竭、猝死5种类型。本病多见于40岁以上中老年人，男女患病比例2：1，其中心肌梗塞、猝死是急性危重病症，常引起职工因病在岗死亡。

冠心病是多因素引起的疾病。一是脂肪浸润。粥样硬化来自于血脂，其通过冠状动脉的细胞吞饮、受体结合和破损、间隙渗透等情况，堆积于冠状动脉中，产生不溶性沉淀。二是血小板聚集和血栓形成。在血小板源性生长因子等多种物质作用下，形成血栓，或被机化而沉积于血管壁。三是损伤反应学说。由于高血压与血管走行角度影响，产生血流动力学的湍流，在各种因素作用下，发生损伤，使血脂、血小板黏附聚集而形成粥样硬化。

因此，影响冠心病的主要危险因素是血脂，也与高热量、高脂肪、高糖饮食有关，其次是高血压。另外，还与糖尿病、肥胖、吸烟、体力活动过少、精神紧张等因素有关。

冠心病的临床症状如下。

（1）心绞痛：突感心前区疼痛，多为发作性绞痛或压榨痛，也可为憋闷感；持续3～5分钟，疼痛从胸骨后或心前区开始，向上放射至左肩、臂，甚至小指和无名指；发作常由过度劳累、情绪激动、饱食、寒冷、吸烟等诱发。休息或舌下含服硝酸甘油可缓解。

（2）心肌梗塞：主要原因是冠状动脉血供急剧减少或中断，造成心肌严重、持久缺血而坏死。心肌梗塞的病情轻重与梗塞的大小、部位、侧支循环情况密切有关。临床表现有持续的胸骨后绞痛、压榨痛或憋闷感，含服硝酸甘油无缓解；患者常伴有大汗、烦躁不安、恐惧或有濒死感；伴有发热、心动过速等全身症状和恶心、呕吐等胃肠道症状；白细胞计数和血清心肌酶增高，心电图进行性改变；可发生心律失常、休克或心力衰竭，属冠心病的严重类型。

冠心病和其他心脑血管疾病一样，大多由不良的生活习惯和饮食习惯引发，因此改变不良生活方式，建立正确的生活习惯非常重要。

（1）均衡饮食。不要暴饮暴食，以低盐、低胆固醇、低脂肪及高纤维饮食为主，少量饮酒或不饮酒，特别要注意不饮烈性酒。

（2）学会放松心情，尽量避免情绪激动。

（3）戒烟。

（4）患者要随身携带药盒或必要的急救药品。

（5）如果出现心绞痛、头晕、恶心等症状，应立即含服硝酸甘油等急救药物，并找一处较为安静的地方休息，及时到医院诊治。

（6）要注意保暖，不要随意减少衣服。冠心病患者受寒冷的刺激，会使动脉收缩，减少心脏供血，同时，寒冷可使心脏供需血量增加，两者促使心肌缺血，诱发心绞痛。

（7）接受正规的治疗。

（8）维持正常的排泄习惯，避免便秘，避免闭气用力解便。

小贴士

四类征兆留神中风

中风的治疗强调"早"，起病后6小时以内是中风的最佳抢救期。应留意身体变化，一旦出现头痛、呕吐，瞬间偏身麻木、感觉迟钝、肢体运动障碍、活动失灵，眩晕、耳鸣，突发语言功能障碍等四类征兆时，要高度警惕，及早就诊。脑中风起病相对缓慢，从有轻微征兆到出现明显症状，往往需数小时至数天，多在睡眠休息状态下发病，其常见征兆有以下几种。

征兆一：肢体感觉和活动功能突然发生障碍，如一侧肢体无力、麻木，手脚不利索，走路时突然迈不开步，上下楼摔跤等。

征兆二：突然感到眼前发黑、视物模糊、眩晕、耳鸣等。

征兆三：突发语言功能障碍，如说话口吃、舌头发硬、吐字不清且困难等。

征兆四：出现意识障碍、偏瘫、呕吐、大小便失禁等，并有较剧烈的头疼、血压明显升高等。

脑卒中

脑血管疾病是由于脑部血管突然破裂或因血管阻塞造成血液循环障碍而引起脑组织损害的一组疾病的总称。常见的原因是动脉粥样硬化，其次是高血压病伴发的动脉病变，还有心脏病、血液病、动静脉畸形、肿瘤等。

急性脑血管疾病又称脑卒中、脑血管意外或中风。该病起病急，具有发病率高、致残率高、死亡率高、复发率高的特点。脑卒中是严重危害人类健康的重大疾病，是我国人口死亡的第二大原因，给社会和家庭带来沉重负担。

脑卒中是可以早期预防的，只要养成健康的生活方式，控制血压、血脂、动脉硬化等基础病，掌握脑卒中先兆症状，了解脑卒中防治知识，提高防病意识，及时就医治疗，就可以有效避免脑卒中发生，防止导致严重后果而造成终生遗憾。

（1）综合预防：尽早改变不健康的生活方式，主动地控制各种致病的危险因素，做到合理膳食、戒烟限酒、平衡心理、适当运动。老年人腹泻、大汗、失血等情况，要注意补充液体，以防止血液黏稠、血流缓慢。

（2）控制好血压：高血压病是引起脑卒中的最重要的元凶，高血压病患者应经常测量血压。降压目标为普通高血压患者应将血压降至<140/90 mmHg；伴有糖尿病或肾病患者最好降至<130/80 mmHg。具体情况依医生来定。

（3）防治动脉粥样硬化：40岁以上男性和绝经期后女性应每年进行血脂检查；血脂异常患者首先应改变生活方式，无效者在专科医生指导下采用药物治疗。

（4）控制血糖：糖尿病患者发生脑卒中的可能性较一般人群成倍增加，高血糖可进一步加重脑卒中后的脑损害。因此，糖尿病患者应在专科医师指导下严格控制好血糖。

（5）定期健康体检：有心脏病的人易发生脑卒中。研究表明，无论在何种血压水平，有心脏病的人发生脑卒中的危险都要比无心脏病者高2倍以上。中老年人每年应进行健康体检，进行心脑血管疾病的筛查，以便早期发现心脏病，早期治疗。

小贴士

吸烟的危害与远离二手烟

1. 烟草的有害成分

烟草燃烧的烟雾中含有4 000多种已知的化学物质，它们是造成吸烟者和被动吸烟者成瘾和健康损害的罪魁祸首。

烟草中主要含有以下物质。

（1）尼古丁：尼古丁是高度成瘾物质，危害极大。

（2）焦油：烟草燃烧后产生的一种棕黄色黏性物质，它在烟雾中以细小颗粒的形式存在，吸入人体后可附着于气管、支气管和肺泡表面，产生物理、化学性刺激，损伤人体的呼吸功能。焦油含多种致癌物和促癌物，是引起肺癌和喉癌的主要原因，也会加重哮喘及其他肺部疾病的症状。

（3）一氧化碳：一氧化碳与血红蛋白的亲和力比氧气高260倍，当人们吸入较多的一氧化碳时，一氧化碳与血红蛋白结合形成大量的碳氧血红蛋白，造成组织和器官缺氧，进而使大脑、心脏等多种器官产生损伤。所以，瘾君子的脸色灰暗、口唇发紫，就是缺氧的结果。心脏因为尼古丁的缘故需要更多的氧气，但在冬季封闭的房间中，吸烟者吸一支烟，全家人血液中的一氧化碳都会增加，导致缺氧加重。一氧化碳还会使胆固醇贮量增多，加速动脉粥样硬化。

（4）放射性物质：放射性元素通过吸烟进入肺并沉积体内。它们不断放出射线，损伤肺组织，并经血液循环转移到其他组织，形成内照射源，成为诱发癌症的原因之一。

（5）其他有害物质：烟草中还含有氰化钾、甲醛、丙烯醛等刺激性化合物，含有砷、汞、镉、镍等有害金属，以及氨、砒霜、杀虫剂等致命成分。

小贴士

以上5点中，尼古丁、焦油、一氧化碳三者都可损伤动脉血管内皮细胞，可协同促发动脉粥样硬化。

2. 吸烟对健康的影响

吸烟可显著增加恶性肿瘤、呼吸道疾病、脑卒中、缺血性心脏病等疾病发生的机会，且这些疾病常伴随长期的痛苦。目前中国居民每年由于吸烟导致死亡高达100万人，占全部死亡的12%。由于吸烟导致的死亡有20～30年的滞后期，预计我国2020年每年将有200万人死于烟草相关疾病。

吸烟者患肺癌的危险比非吸烟者高3～18倍。除肺癌外，关系密切的恶性肿瘤还包括食管癌、胃癌、肝癌、口腔癌、咽喉癌、胰腺癌、膀胱癌等。

50%的心血管疾病死亡可归因于烟草。吸烟可诱发动脉痉挛和供血不足，还可引起动脉内皮细胞受损和血中高密度脂蛋白胆固醇（对机体有利的胆固醇）浓度降低，诱发动脉粥样硬化和血栓形成，最终可能导致心血管和脑血管病的发生。

烟草还可以导致许多其他疾病，如骨质疏松症（骨密度减少，引起疼痛和骨折）、慢性支气管炎、胃溃疡、萎缩性牙龈炎等。

3. 远离二手烟

被动吸烟也危害巨大。儿童特别是婴儿正处于生长发育阶段，被动吸烟的危险比成年人大。不仅影响儿童的生长发育，还是下呼吸道感染、哮喘、婴儿猝死综合征、癌症等发病的重要危险因素。被动吸烟的妇女患肺癌、冠心病、乳腺癌、宫颈癌的危险性明显增加。丈夫吸烟还可导致妻子不孕、低出生体重儿、流产和死胎。

高血脂

血液中的脂肪类物质，统称为血脂。血浆中的脂类包括甘油三酯、胆固醇、磷脂和非游离脂肪酸等，它们在血液中与不同的蛋白质结合在一起，以"脂蛋白"的形式存在。大部分胆固醇是人体自身合成的，少部分是从饮食中获得的。甘油三酯恰恰相反，大部分是从饮食中获得的，少部分是人体自身合成的。脂类是人体所需的重要营养素之一，它与蛋白质、碳水化合物是产能的三大营养素，在供给人体能量方面起着重要作用。脂类也是人体细胞组织的组成部分，如细胞膜、神经髓鞘都必须有脂类参与。

高脂血症是一种全身性疾病，是指血中甘油三酯（TG）、总胆固醇（TC）过高，高密度脂蛋白胆固醇（HDL-C）过低，低密度脂蛋白胆固醇（LDL-C）过高，现代医学称之为血脂异常。脂质不溶或微溶于水，必须与蛋白质结合以脂蛋白形式存在，因此，高脂血症通常为高脂蛋白血症，即血清脂蛋白浓度升高。目前已经公认的高脂血症，包括高甘油三酯血症、高胆固醇血症及二者都高的复合性高脂血症。

高脂血症对身体的损害是隐匿、逐渐、进行性和全身性的。它的主要危害是导致动脉粥样硬化，进而导致众多的相关疾病，其中最常见的一种致命性疾病就是冠心病。大量研究资料表明，高脂血症是脑卒中、冠心病、心肌梗死、心脏猝死等独立而重要的危险因素。严重乳糜微粒血症可导致急性胰腺炎，是另一致命性疾病。此外，高脂血症也是引发高血压、糖耐量异常、糖尿病的一个重要危险因素。高脂血症还可导致脂肪肝、肝硬化、胆石症、胰腺炎、眼底出血、失明、周围血管疾病、跛行、高尿酸血症等疾病。

引起高血脂的因素有：超重或肥胖；糖尿病、甲减、多囊卵巢综合征等；饮酒过量；高饱和脂肪酸与反式脂肪酸饮食；体力运动不足；吸烟；药物（避孕药、雌激素、糖皮质激素、抗焦虑药）等，这些都是可控因素。此外，遗传性因素也会引起该病。

高血脂的预防包括以下两个方面。

（1）饮食控制。饮食控制是预防高血脂的重要措施，在饮食上一定要注意低脂、低糖、低热量、低蛋白，多吃素食、谷物等。严格控制脂肪的摄入，尤其是动物脂肪的摄入。

（2）运动消耗。运动可以将脂类转化为热量燃烧，使得储存脂类变少，皮下脂肪减少，血脂降低。

小贴士

牙周炎的防治

牙周炎又称牙周病，是牙周组织（牙龈、牙周膜、牙周韧带及牙槽骨等组织）的慢性疾病。

牙周炎的病因：常见的牙周病一般可分为牙龈炎和牙周炎，由积聚在牙龈边缘的牙菌膜所分泌的毒素令牙周组织发炎所致。牙龈炎又称为轻微牙周病，如果牙齿没彻底清洁，牙龈边缘及牙齿邻面会长期积聚牙菌膜，牙菌膜内的细菌会分泌毒素刺激牙龈，引致牙龈发炎。牙菌膜亦会被唾液（口水）钙化，形成牙石。由于牙石的表面十分粗糙，因此导致更多牙菌膜积聚，使牙龈持续发炎。

牙龈炎进一步发展即恶化成更严重的牙周病，牙龈持续发炎导致原本紧附于牙根表面的牙龈与牙根分离，形成牙周袋。牙周袋让食物残渣、牙菌膜和牙石进一步堆积，使牙周组织持续受破坏，牙龈和牙槽骨会慢慢萎缩，以致部分牙根外露，增加患牙根龋坏的机会。

小贴士

如果牙周炎继续恶化，牙周组织包括牙龈和牙槽骨会受到严重的破坏，以致牙槽骨萎缩，牙齿因而失去支撑，牙缝增阔、牙龈萎缩，到最后使整颗牙齿松脱，严重影响口腔咀嚼功能。

牙周炎的症状：牙周炎是导致成年人牙齿丧失的主要原因，早期一般并无任何症状，可能会出现牙龈红肿、口臭及刷牙出血等症状，随着炎症的进一步扩散，牙周膜被破坏，牙槽骨逐渐吸收而形成牙周袋，袋内细菌积聚感染可能有脓性分泌物而溢脓，出现牙齿松动、移位等现象。此时患者常感咬合无力、钝痛，牙龈出血和口臭加重。当机体抵抗力降低、牙周袋渗液引流不畅时，可引起牙周肿胀，牙齿松动度增加，患者感觉局部剧烈跳痛，有时同时出现多个部位的脓肿，称多发性牙周脓肿，此时患者可有体温升高、全身不适，颌下淋巴结肿大、压痛等症状。

牙周炎的治疗：一旦发生牙周炎应及早治疗。牙周炎的一般基础治疗以局部治疗为主，早期牙周炎即牙龈炎以去除牙龈上方的牙石（医学上称为龈上牙石）为主，发展到中晚期时还需要清除或控制临床炎症和致病因素，包括口腔自洁，龈下刮治以清除菌斑，除去牙周袋内的牙石（即龈下牙石），并刮除牙周袋内含有大量细菌毒素的病变牙骨质，选用抗菌药控制炎症，咬合调整等。经过这些治疗后，牙龈红肿可以消退，牙龈出血和牙周袋溢脓可消失。经过一般基础治疗阶段仍不见明显好转的，则需进行牙周手术，对松动的牙齿采取不同方法进行松牙固定术。对于病情严重，牙周组织破坏较多，无法保留的患牙，则需拔除。除局部治疗外，症状明显严重者，可口服促使牙周组织修复及辅助改善炎症等全身治疗药物。

经过牙周治疗后仍需要定期复查，一般每半年一次，包括检查菌斑控制情况、卫生宣教、拍片检查，以进一步拟订治疗计划及巩固疗效。

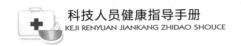

糖尿病

糖尿病是一组以慢性血糖水平增高为特征的代谢疾病群。由于胰岛素分泌缺陷和（或）胰岛素作用缺陷而引起，造成糖、蛋白质、脂肪代谢异常，出现"三多一少"（多饮、多尿、多食、体重少）特点。糖尿病并发症可引起眼、肾、神经、心脏、血管等组织的慢性进行性病变。严重时可发生急性代谢紊乱，如酮症酸中毒、高渗性昏迷等。

糖尿病是常见病、多发病，其患病率随人们生活水平的提高、人口老龄化、生活方式的改变而迅速增加。世界卫生组织（WHO）将糖尿病分为四大类型，分别是Ⅰ型糖尿病、Ⅱ型糖尿病、其他特殊类型糖尿病和妊娠期糖尿病。

糖尿病的治疗原则是早期、长期、综合与个体化治疗。目标是控制高血糖，纠正代谢紊乱，消除糖尿病症状，防止或延缓并发症。具体措施为防病教育、血糖监测、饮食控制、运动疗法和药物治疗。其中药物治疗为口服降糖药和注射胰岛素。

（1）防病教育：让患者增加糖尿病防治知识，糖尿病尚不能根治，但只要控制好血糖，并发症是可以避免或延缓的。

（2）血糖监测：要定期监测血糖，掌握体重、血压、血脂和血黏稠度等指标。有下列情况之一的属重点人群，宜进行血糖筛查。即血糖异常，血脂异常，年龄≥40，超重、肥胖，糖尿病患者一级亲属，出生巨大儿，妊娠糖尿病史，高血压，心脑血管疾病患者等。

（3）饮食控制：部分轻型糖尿病患者仅用饮食治疗可控制

病情。控制三大营养素按比例、分餐次摄入，同时，提倡摄入富含纤维素的食品，可延缓食物吸收，降低餐后血糖高峰，有利于改善血糖、血脂代谢紊乱，并促进胃肠蠕动，防止便秘。每日饮食中纤维素含量以不少于40克为宜，如食用绿叶蔬菜、豆类、块根类、粗谷物、含糖成分低的水果等。

（4）运动治疗：增强体育活动可改善机体对胰岛素的敏感性，最好是以中低等强度有氧运动为宜。要持之以恒，每周5次，每次半小时为宜。

（5）药物治疗：要在医生指导下用药。

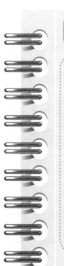

小贴士

冠心病患者如何正确舌下含服药物

心绞痛是冠心病的常见症状，正确的服用药物可以减轻发作时候的疼痛，还能保护心脏，预防心肌梗死发作，防止病情恶化。心绞痛发作后，可采取舌下含硝酸甘油的方法来缓解。正确的做法是将药片咬碎后置于舌的下方。用药的时候要将身体靠在椅子上或者沙发上，不要站着含服，以免因脑部缺血产生眩晕无力、面色苍白等症状。也不要平卧，那样会增加静脉的回心血流量，增加心肌耗氧量，减弱药物的作用，起不到好的止痛效果。

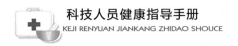
知识链接 什么是健康

　　人的健康包括身体健康与心理健康两个方面。一个人身体与心理都健康才称得上真正的健康。健康的含义应包括如下因素：①身体各部分发育正常，功能健康，没有疾病；②体质坚强，对疾病有高度的抵抗力，并能吃苦耐劳，担负各种艰巨繁重的任务，经受各种自然环境的考验；③精力充沛，能经常保持清醒的头脑，精神贯注，思想集中，对工作、学习都能保持有较高的效率；④意志坚定，情绪正常，精神愉快。联合国世界卫生组织对健康下的定义是：健康不但没有身体疾患，而且有完整的生理、心理状态和社会适应能力。

　　2000年，世界卫生组织在健康的定义中又加入了生殖健康的含义：一个人只有具备了躯体健康、心理健康、良好的社会适应能力、道德健康和生殖健康等五方面才称得上是健康。

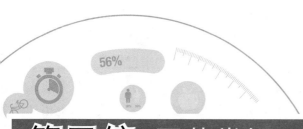

第三编 用药常识

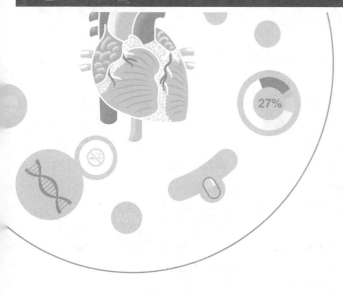

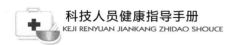

什么是处方药和非处方药

处方药是必须凭医生处方才可调配、购买和使用的药品。处方药的适应征大都是一些复杂而严重的疾病，患者难以自我判断、自我药疗。例如，所有的注射剂和抗生素均属于处方药。在处方药的包装盒、药品外标签、药品说明书上，可以清晰地看到"凭医生处方销售、购买和使用"的忠告语。非处方药均来自处方药，它一般是经过长期应用、疗效肯定、服用方便、质量稳定、非医疗专业人员也能安全使用的药物。非处方药在美国被称为"可在柜台上买到的药品（Over The Counter，简称OTC）"，后成为全球通用的俗称。

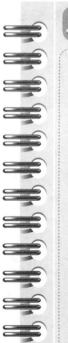

小贴士

正确掌握服药时间

服药的时间可以根据用药目的、药物吸收、排泄的时间，以及药物对胃肠道有无刺激而定。一般分为饭前、饭后服用或睡前服用。

饭前口服药：饭前由于胃和小肠腔内基本上无食物，此时服药，不会受食物的干扰而影响吸收，能迅速而完全地发挥药物的作用。因此，凡是要求充分、快速吸收，而无刺激性的药物，均应在此时服用。

饭后口服药：除必须在饭前服下和必须在睡前服下的药物以外，其余都可在饭后服用。特别是对胃有刺激性的药物，如阿司匹林、水杨酸钠、保泰松、消炎痛、硫酸亚铁、三溴片、黄连素等必须在饭后服；某些药物溶于油脂中可促进药物的吸收，如灰黄霉素，亦应在饭后服；由于饮食而使机体利用的药物，如呋喃妥因、心得安、苯妥英钠等，服药时间最好控制在饭后2小时。

睡前口服药：泻药睡前服下比较理想，有利于次日排便。为了适时入睡，可在睡前服用安眠药。

打针输液一定比吃药好吗

得了病是吃药好，还是打针好，是肌肉注射好，还是输液好，不能一概而论。不同给药方式各有其优缺点，医生会根据病种、病情和所用药物的种类来决定。

打针输液的优点在于用药剂量准确，吸收迅速，见效快，可以避免胃肠道消化液对药物成分的破坏。对一些病情危急、严重呕吐等不能口服药物的患者，或某些不适于口服的药物，都应该采用打针输液的方法。但是，打针输液也有很多缺点，特别是静脉注射，由于将药物直接输入血液，越过了人体的天然防护屏障，容易引起诸多副作用。

口服用药比注射给药简便安全，易于被患者接受。有人认为吃药起效要比注射慢，其实也不尽然。一般口服用药也能很快被吸收，大部分药物在服用后半小时就可以起作用。但口服用药也有某些缺点，比如有些药物可以引起胃肠不适等症状。

打针输液和口服用药都是治疗疾病的有效手段，各有利弊，应该听从临床医生和药师的建议，根据病情的需要和药物的性质来选择给药方式。当前，医生在选择给药途径时一般会遵循国际公认的原则，即根据病情能口服的就不注射，可以皮下或肌肉注射的就不静脉注射或输液。这不仅是为了充分发挥药物的疗效，也是为了保证用药的安全性。

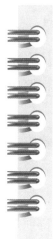

小贴士

空腹服用补钙剂不利人体吸收

　　口服钙在进入人体后需要胃酸解离成为钙离子，才能被人体更好地吸收。而胃酸的分泌，不仅由神经体液和人体生物钟调节而且还取决于食物摄入的时间。正常人的胃很难在有限的时间内分泌出足够的胃酸让钙变成离子状态，所以，为了达到最有效的吸收效果，服用钙剂的时候，最好能够随着一日三餐服用，这样胃液就能够大量分泌，有利于解离出更多的钙离子。

仔细看药品说明书

　　药品说明书是由国家食品药品监督管理局审核批准的，具有法律效力。

　　药品说明书是提供药品信息的重要资料，是指导临床用药的主要依据。非处方药与处方药的药品说明书内容不同，在适应征、疗程、剂量上差别很大。不论使用非处方药还是处方药，都必须养成在购买和使用药品前仔细阅读和准确理解药品说明书的习惯，才能正确使用、保管药品，把好安全用药关。

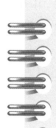

小贴士

不宜用热水送服的药物

　　助消化类药品：如胃蛋白酶合剂、胰蛋白酶、多酶片、酵母

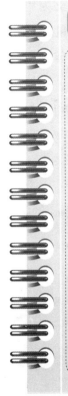

小贴士

片等。这类药中的酶是一种活性蛋白质，遇热后会凝固变性而失去催化剂作用，达不到助消化的目的。

　　维生素类药品：维生素中的维生素C是水溶性制剂，遇热后易被破坏而失去药效。

　　止咳糖浆类药品：常见的止咳糖浆药物粘稠，服用后药物会黏附在咽部，直接作用于病变部位，从而起到消炎止咳作用。如果喝过多的水，会把咽部药物的有效成分冲掉，使局部药物作用降低，影响药效发挥。如果觉得口干，应在服药半小时后再喝水，否则会稀释糖浆，降低粘稠度，不能形成保护性薄膜，也就不能缓解咳嗽。

　　健胃剂：如复方龙胆酊，利用其苦味，通过舌头的味觉感受，反射性地促进胃液分泌来增进食欲，故不宜喝热水，以免冲淡苦味而影响药效。

　　清热类中成药：中医认为，对燥热之症，如发烧、上火等，应采用清热之剂治疗，此时不宜用热水送服。用凉开水送服则可增加清热药物的效力。

什么是药品的"剂型"与"规格"

　　了解药品的剂型与规格是为了确保按正确的方法和正确的剂量用药。

　　（1）药品剂型：为了治疗需要和使用方便，将药物的粉末、液体或半固体原料制成不同性状的形式，在药剂学上称为"剂型"，例如片剂、颗粒剂、胶囊剂、注射剂、软膏剂等。一种药物可以制成多种剂型，由于给药途径的不同可能产生不同的疗效。因此，我们应该根据不同的治疗目的选择适宜的剂型和给药方式。

（2）药品规格：药品规格是指以每片、每包或每支为单位的药物制剂内所含有效成分的量。药品规格与用药剂量密切相关。同一种药品可以有不同的规格，供不同疾病和不同年龄组的患者使用。所以，患者在使用前，必须看清药品的规格，根据用药的剂量计算出使用药品的数量。例如：某药每次应服用的剂量为100毫克，而该药品的规格为50毫克/片，这就需要每次服用2片，才能达到100毫克的用药剂量。有时候还需要把含量大的药片掰开服用，以符合所需用的剂量。

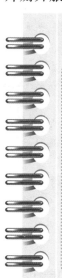

小贴士

去痛片让胃痛变本加厉

有胃痛患者未经医生诊治而自行采用去痛片治胃痛，结果疼痛更加严重。这是由于去痛片的药物组成及化学特性所决定。

去痛片含有非那西丁、氨基比林、苯巴比妥和咖啡因。这些成分在正常情况下对胃和十二指肠黏膜都有较强的刺激性，可引起胃痛、恶心、呕吐、食欲减退、反酸等症状。

尤其是咖啡因与氨基比林对胃病患者刺激性较大，因除对胃黏膜有直接刺激外，还有促进胃酸分泌的作用，可使十二指肠的炎症及溃疡加重。所以胃痛时服用此药，无疑会使胃痛加重。

药品的"慎用"和"禁忌"

（1）慎用：一般在药品说明书的"注意事项"内，会有哪类人群慎用此药的提示。慎用是指该药品不一定不能使用，而应该在权衡利弊后谨慎使用，患者用药后应注意密切观察，一旦出现不良反应要立即停药。

（2）禁忌：是指禁止使用。某些患者用该药品可能会发生明显的危害。说明书中列出的禁止使用该药品的人群、生理状态、疾病状况、伴随的其他治疗、合并用药等提示，均应严格遵守。

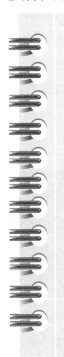

小贴士

止咳药睡前不宜服用

有人喜欢在睡前服用止咳药，这种做法并不好。

第一，止咳药之所以能够止咳，是因为它能作用于咳嗽中枢、呼吸道感受器，抑制咳嗽反射。虽然止咳药止住了咳嗽，但它造成了呼吸道中痰液的潴留，容易阻塞呼吸道。

第二，入睡后副交感神经的兴奋增高，导致支气管平滑肌的收缩，使支气管腔变形缩小。在越发狭窄的管腔里，加上痰液的阻塞，会导致肺通气的严重不足，造成人体缺氧，出现心胸憋闷、呼吸困难等。结果不仅不能通过服用止咳药来安然入睡，反而会因此加重身体的不适。

导致咳嗽的病因很多，一旦出现较为严重的咳嗽，或持续超出一周的咳嗽就应到医院及时治疗，排除肺结核的可能性，并查出病因对症下药。自行服药会延误治疗，导致病情加剧。

药品说明书和医嘱不一致时，以什么为准

药品说明书是指导医生正确处方、指导患者正确用药的重要资料，是经国家认定具有法律效力的。原则上，临床医生应按照药品说明书的规定使用药物，但有时候，你也会发现医生开出的医嘱可能有与药品说明书不一致的情况。

专家认为，"药品说明书之外的用法"在当前药物治疗中发挥着重要的作用，它的存在在一定程度上是合理的。药品的使用方法是在实践中不断发展的，而说明书不一定能非常及时地更新，因此不一定代表该药物目前的治疗信息。只要是医生通过临床实践、专业讨论或文献报道，证实了"药品说明书之外的用法"是合理的，我们就应该遵从医嘱。

其实，不论是按说明书，还是听医生的，作为患者，我们都应养成阅读说明书的习惯，当发现两者不一致的情况时，首先应向医生咨询。如果医生能够解释这是特殊的用法并表示对此负责，则可遵医嘱，因为医生是有法律义务对其医疗行为负责的。

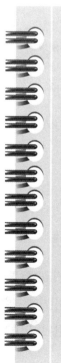

小贴士

润喉片不能随便吃

润喉片的成分不同，功效也不一样。不少人咽喉稍有不适，就自行含服润喉片，不少健康人为了预防也没事儿就含上两片，这种做法是不妥当的。

以中药成分为主的润喉片主要是通过刺激黏膜分泌生津止渴。但是，它不适合病毒性咽喉炎，因为这种咽喉炎病毒本身就会刺激局部黏膜分泌，引起流鼻涕、咳嗽等。

含西药成分的润喉片主要是碘或季铵盐类表面活性剂，有杀菌作用，主要用于细菌引起的咽喉炎症。但是对口腔黏膜组织的刺激性较大，不宜长期含服。尤其要注意的是，对于此类药物，甲状腺疾病患者要慎用，孕妇及哺乳期妇女则应禁用。另外，含碘分子的润喉片不能与含有朱砂的六神丸同服，因朱砂中的二价汞与碘结合，形成碘化汞类有毒汞盐而沉淀，可导致药物性肠炎，所以润喉片不能随便吃。

应该到什么样的药店购药

当我们到药店购药时，一定要选择经政府有关行政部门批准的具有合法经营资质的正规药店和某些超市设立的合法药品柜台。具有合法资质的药店，除了具有国家工商部门颁发的营业执照外，还必须获得国家药品监督管理部门颁发的药品经营许可证才能经营药品。

另外，《中华人民共和国药品管理法》及《药品经营许可证管理办法》等法律法规规定，根据药店的经营范围和规模，药品零售企业必须配备执业药师、从业药师或其他经过资格认定的药学技术人员。患者在购药过程中遇到问题时，可以及时向驻店药师咨询。驻店药师有向消费者提供和解释药品使用方法、提醒用药禁忌及注意事项等药品相关知识的责任和义务。

对于一些自己能知道病因的小伤小病，在保证用药安全有效的前提下，患者可以自行就近购买非处方药，及时治疗。但如果是病情严重或无法自己判断病因的急、慢性疾病，患者应当及时到医院就诊。另外，如果服药一周左右病情仍未见好转，要尽快去医院就诊，避免病情加重或发生变化。

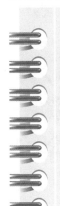

小贴士

常用眼药水可使泪腺退化

长期使用抗生素眼药水，有可能造成正常结膜囊内菌紊乱，使眼内细菌产生抗药性，眼睛一旦出现感染，治愈起来更不容易。

另外，洗眼液中通常都含有少量防腐剂，经常使用对眼角膜、结膜健康不利。而且长期使用会使眼睛产生依赖性，本身正常泪液分泌功能将会退化。

总之，不要长期使用眼药水，避免其泪腺退化。

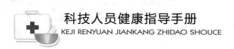

为什么要按次、按量用药

　　每日用药次数是由药物从人体排泄的快慢所决定的。排泄快的药物，每日给药次数就多；排泄慢的药物，每日给药次数就少。因此，有些药物每日给药3～4次，而有些药物每日给药1～2次。患者不要随意增加或减少给药次数，否则会因给药次数过多导致药物在体内蓄积产生毒性反应，或因给药次数过少、药物用量不够而降低疗效。

　　药品说明书中标示的用量是通过试验得出的结果。剂量过小，没有明显治疗效果；剂量过大，会产生毒性反应。所以，一定要按照药品说明书中标示的剂量范围用药。

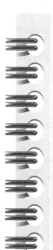

小贴士

皮肤用药不宜涂得太厚

　　治疗皮肤病时，并不是药膏涂得厚才能获得最大药效。特别是皮肤科外用药，只需涂抹薄薄一层就足够了。因为只要局部达到一定药物浓度，就能起到治疗效果。如果药物涂得过厚、过多，容易使药物渗透至皮肤深层，进入血管，极易引起全身副作用。

　　涂抹皮肤时最好轻轻地揉患处，一般2～3下即可，以帮助药物有效吸收。非急性进展期的皮肤病，不必大面积涂药，仅涂抹患处就可以了。倘若皮损过厚，药物可适当涂得厚点，以促进药物吸收。

什么是药物的相互作用

　　药物的相互作用是指两种或两种以上的药物合并使用时所发

生的相互影响。根据对治疗的影响，药物相互作用大致分为有益的相互作用和有害的相互作用两种。有益的相互作用即药物合用以后增强了疗效，或减少了毒副反应的发生；有害的相互作用即药物合用以后降低了疗效，或增加毒副反应。有害的相互作用的发生概率一般会随着同时应用药物品种数的增加而增加。

我们了解了这方面的知识，在用药过程中要注意尽量避免多种药物合用，治疗同一种疾病的作用相同的药物尽量不同时使用；如因不同疾病需要同时服用多种药物时，应注意尽量错开服药时间（如早、晚；饭前、饭后），以免因药物相互作用而影响治疗。

小贴士

创可贴使用须知

恰当使用创可贴可以有助于止血以及促进伤口的愈合。但是，若使用不当，则可能造成伤口恶化。

创可贴一般用于较为表浅、伤口整齐干净、出血不多又不需要缝合的小伤口，从而起到暂时止血、保护创面的作用。使用前要先检查伤口是否有污物，应先将伤口清理干净，才能贴上创可贴；贴上后要保持干净和干燥，不能沾水或污染。如果创可贴被水浸湿，要立即更换，否则很可能成为细菌滋生的温床。不能缠得太紧，以免伤口不透气而发生厌氧菌感染，或导致受伤部位血液循环受阻。

使用创可贴还应该注意：对皮肤轻度擦伤、仅有少量出血时不必使用，用碘酒或乙醇涂一下，就能起到预防感染的作用；已污染或感染的伤口，有创面分泌物或脓液的伤口也不能使用创可贴。

怎样正确服用口服药物

市场上每一种药品的用药方法都是为了发挥最佳疗效而研究确定的。如硝酸甘油片必须舌下含服，经舌下黏膜吸收，才能迅速发挥药效而缓解心绞痛，挽救生命；如口服则作用慢，药效降低，会错过最佳治疗时机，给冠心病患者带来不可挽回的严重后果。因此，患者必须掌握正确的用药方法，才能保证用药有效、合理、安全。

目前，80%以上的药物是通过口服途径摄取的，包括片剂、胶囊剂、颗粒剂、糖浆剂、丸剂、口服液等。正确服用口服药物的方法是：

（1）洗净双手，倒一杯温开水；

（2）先喝一口水，润润喉咙和食管；

（3）把药含入口中，再抿一口水，像平时咽东西一样把药咽下，紧接着多喝几口水；

（4）服药后不要马上躺下，最好站立或走动一分钟，以便药物完全进入胃里。

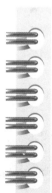

小贴士

不能滥用板蓝根冲剂

板蓝根冲剂是用中药板蓝根研细加工提炼而制成的，临床上常用于治疗感冒引起的发热、恶寒、咽喉肿痛、丹毒、痄腮等症。但是当患流行性感冒时，不能盲目滥用，滥用可能会产生如下危害。

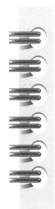

小贴士

依赖性。有些人常常服用板蓝根来防病，但是，如果长期服用板蓝根容易产生药物依赖，也会积药成疾，酿成后患。

过敏反应。临床上，滥用板蓝根发生过敏反应和其他不良反应的案列并不少。过敏反应主要表现为面唇青紫、四肢麻木、全身皮肤潮红、皮疹等，严重时还可引起过敏性休克。经常使用板蓝根冲剂还容易导致过敏反应、消化和造血系统损害等。

抗菌药物包括哪些，什么是抗菌药耐药及不良反应

抗菌药物一般是指具有杀菌或抑菌活性的药物，包括各种抗生素、磺胺类、咪唑类、硝基咪唑类、喹诺酮类等化学合成药物。

抗菌药物在治疗感染性疾病中有着举足轻重的地位，但不合理的使用也会给我们带来极大的危害，加大药物不良反应的发生。如氨基糖苷类抗生素（庆大霉素、卡那霉素等）有明显的耳毒性，据统计，在北京、上海、重庆等地的聋哑学校中，70%的儿童均为氨基糖苷类抗生素致聋；再如氯霉素可以对血液系统造成损害，引发不可逆的再生障碍性贫血；又如我国在20世纪60年代四环素药物广泛应用，造成儿童牙齿黄染，这是由于药物与钙络合沉积在牙齿和骨骼中，使牙齿黄染并影响骨骼发育，所以现在规定儿童牙齿发育期（8岁以下），禁用四环素类药物；还有的抗菌药物在抑杀致病菌的同时，会对在人体寄生的其他微生物起抑制作用，一些对所用药物不敏感的细菌乘机滋长，造成人体

菌群失调，严重时会发生二重感染，常见的有林可霉素、克林霉素以及四环素类。常见抗菌药物引起的不良反应还有肝脏损害、肾脏损害、消化道反应、过敏反应等。

特别要注意的是，外用抗菌药物如果使用不当也会引发不良反应。

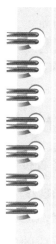

小贴士

补钙剂不能与牛奶同时服用

牛奶是一种富含钙质并且吸收良好的食物，单纯饮用牛奶就可以使钙的吸收达到或者接近饱和状态，如果再将钙剂与牛奶一起服用，就可能造成钙质的浪费。而且当摄入量达到一定程度的时候，如果再增加钙的摄入，容易导致胃肠道对钙的吸收下降。同时，当钙制剂与牛奶混合后，还容易使牛奶中的大分子胶质发生变化，形成絮状沉淀，从而影响牛奶中钙的吸收。因此，补钙剂不能与牛奶同时服用。

抗生素是什么，怎样服用抗生素

抗生素原称抗菌素，是指由细菌、放线菌、真菌等微生物经培养而得到的某些产物，或用化学半合成法制造的相同或类似的物质，也可化学全合成。抗生素在一定浓度下对病原体有抑制和杀灭作用。

长期使用抗生素会对人的身体产生毒副作用。像庆大霉素、链霉素容易导致耳聋；氯霉素易使肾功能减退、体内菌群失调。很多抗生素在杀灭致病菌的同时，也会杀死人体内的正常菌。几乎所有的抗生素都可能导致过敏反应，严重者会出现休克，甚至死亡。

普通感冒不必吃抗生素。很多人感冒后喜欢服用一些高档抗生素，其实这是不必要的。感冒早期，可根据症状，服用板蓝根、维C银翘等药物；由病毒引起的感冒，还可选用抗病毒口服液。当症状较复杂的时候，就该选用泰诺、感康等复方药，一般这些复方药都添加了4～5种药物成分，效果更全面。

抗生素应严格按照剂量和疗程服用。服用抗生素要保证按疗程、按剂量、有规律服用。许多人患病后，病情较重时能按时按量服药，一旦病情缓解，服药便随心所欲，这种做法是不对的。抗生素药效有赖于其血药浓度，如达不到有效的血药浓度，不但不能彻底杀灭细菌，反而会使细菌产生耐药性。

小贴士

喝中药不能随便加糖

虽然中药汤剂比较苦，但也不可以在汤药里加糖，否则轻者降低疗效，重者还会产生副作用。

第一，多食会助热。如果患者具有腹胀中满、湿热停滞体内、痰积聚在体内、舌苔厚腻等情况时，一般严禁加糖，以避免不良反应。

第二，白糖性凉、红糖性温，如果把白糖加入温热药剂中，或把红糖加入寒凉药剂中，都会减弱药性，阻碍药效的充分发挥，影响疗效。

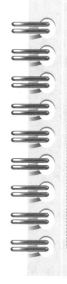

小贴士

　　第三，中药的化学成分比较复杂，糖类特别是红糖，含有较多的铁、钙等元素，中药中的蛋白质和鞣质等成分可与之结合，发生化学反应，使药液中的一些有效成分凝固变性，继而产生浑浊、沉淀，不仅影响药效，而且危害健康。

　　第四，有些药通过利用苦味来刺激消化腺分泌，从而更好地发挥疗效。例如黄连，就是通过刺激味觉感受器，进而提高食欲中枢的兴奋，反射性地引起胃液分泌增加，从而发挥健胃的作用。如果加糖，就会失去这种作用，就无法达到治疗的效果。

怎样正确使用维生素

　　维生素是一系列有机化合物的统称。它们是生物体所需要的微量营养成分，而一般又无法由生物体自己生产，需要通过饮食等手段获得。维生素不能像糖类、蛋白质及脂肪那样可以产生能量，组成细胞，但是它们对生物体的新陈代谢起调节作用。缺乏维生素会导致严重的健康问题。适量摄取维生素可以保持身体强壮健康。过量摄取维生素却会导致中毒。

　　维生素制剂主要应用于维生素缺乏症及特殊需要者，也可作为某些疾病的辅助用药，但绝不能把维生素视为营养品而滥用，应用时需注意以下几点。

　　（1）长期服用某种药物时，应考虑到该药物是否会影响某种维生素的吸收，如出现了维生素缺乏症，应及时补充相应的维生素。

（2）如果是有目的地使用维生素辅助治疗某种疾病，最好服用单一的维生素制剂，不要仅依靠多种维生素制剂，因为这些制剂中虽然维生素种类很多，但含量较低，往往达不到治疗剂量，因此"少而精"为佳。

（3）维生素与许多药物也存在相互作用的问题，有可能相互影响吸收或疗效。最好的解决办法就是把日常服用的药物与维生素间隔一段时间服用。

（4）长期大量服用维生素要注意观察有无药物不良反应发生，如有不适症状出现，应判断是否为维生素的副作用。

小贴士

煎中药的方法

中药汤剂是我国最古老、应用最广泛的传统剂型之一。一般人很少了解煎中药的专业知识，认为这是一项简单的工作。殊不知，煎中药有许多学问。如果煎煮不当，不仅起不到治病作用，反而对身体有害。

煎药工具。不主张用锡、铁、铜锅煎煮，因有些药物用锡、铁锅煎煮会发生沉淀，降低溶解度，甚至会引起化学变化，产生副作用。目前通用的煎药工具有加盖的陶瓷砂锅或搪瓷锅、不锈钢锅。

煎药用水及用量。加水量应根据药量、吸水程度及煎煮时间而定。一般头煎加入的水以高出药物3厘米为宜，第二煎加水至淹没药面为好。

煎药方法。一般滋补类和质地坚硬厚实的药物（如党参、黄芪、龟板、鳖甲等），煮沸后用文火再煎半个小时左右。个别的需焖煮数小时以上。而解表类和质地轻扬、气味辛香的药物（如麻黄、桂枝、薄荷等），一般急火煮沸，再煎5～10分钟即可。

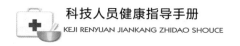

保健品与食品、药品的区别

保健品有着鲜明的保健特点，虽然具有一般食品的共性，并且能调节人体的机能，但保健品并不等同于食品或者药品。保健品与食品、药品的区别如下。

（1）保健品与食品的区别。保健品含有一定量的功效成分，能调节人体的机能，具有特定的功效，适合于特定人群。一般食品不具备特定功能，无特定的人群食用范围。

（2）保健品与药品的区别。保健品不能直接用于治疗疾病，它是人体机理调节剂、营养补充剂。而药品直接用于治疗疾病。此外，它们之间还有以下4点不同。

①生产及配方组成不同。药品的生产能力和技术条件，都要经过国家有关部门严格审查，并通过药理、病理、病毒方面的严格检查及多年的临床观察，经有关部门鉴定批准后，方可投入市场。而保健品根本不需经过医院临床实验，可直接投入市场。这样，属于药品的必然具有确切的疗效和适应征，不良反应明确；属于保健品的则不然。

②生产过程的质量控制不同。作为药品的维生素类产品（药字号），必须在制药厂生产，生产过程中的质量控制要求很高，比如空气清洁度、无菌标准、原料质量等，要求所有的制药都要达到GMP标准（药品生产质量规范）；而作为食品的维生素类产品（食字号），则可以在食品厂生产，标准比药品生产标准低。

③疗效方面的区别。作为药品，必须经过大量临床验证，并通过国家药品食品监督管理局（SFDA）审查批准，有严格的

适应征，治疗疾病有一定疗效；而作为食品的保健品，则没有治疗作用，仅仅检验污染物、细菌等卫生指标，合格即可上市。

④说明书和广告宣传方面的不同。作为药品，一定要有经过SFDA批准的详细的使用说明书，适应征、注意事项、不良反应，十分严谨；而作为食品的保健品，说明书不会这样详细、严格。

所以消费者在选择产品时，为确保安全，最好选择SFDA批准的标有"OTC"（非处方药）字样的药品，购买时看看是否附有详细说明书。在服用属于药品（药字号）的保健品前必须仔细阅读说明书，要按推荐剂量服用，不要超剂量服用。

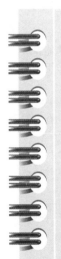

小贴士

服中药时要注意忌口

中医根据"寒者热之，热者寒之"的治疗原则选择食物或忌口。服用一些药物时要注意了解药物的药性和禁忌。寒性患者，要禁忌寒性食物，如鸭、芦笋、藕、西瓜、梨等；热性患者，需禁忌热性食物，如羊肉、狗肉、虾、黄鳝、葱、大蒜、辣椒、橘子、荔枝等；脾肾阳虚，容易腹泻者，应忌食生冷油腻不易消化的食物；肺胃阴虚，口干舌红者，切忌辛热香燥食物等。服药后之所以要忌口，是因为一些食物会影响药物的功效。

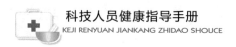

知识链接　各种片剂的服用方法

普通片	应用广，最为常见。一般整片服用，可掰开服用，有时可研碎服用
糖衣片	指在普通片外包上糖衣膜的片剂。目的是消除异味、防潮、避光等以增加稳定性。应整片服用，有破碎时不应服用
薄膜衣片	指在普通片外包上一层比较稳定的高分子聚合物的薄膜。作用是防潮、避光、隔绝空气、增加稳定性、掩盖药物的不良味道。普通薄膜衣片一般应整片服用，确有必要时可掰开服用
肠溶衣片	指在普通片上包上肠溶衣膜的片剂。主要是避免胃液的破坏或减少对胃黏膜的刺激。应整片服用，有破碎时不应服用
缓释片	用适宜的方法制成，能使药物缓慢释放的一类片剂。具有血药浓度平衡、服药次数少、治疗作用时间长等特点。一般应整片服用
控释片	用先进的制药技术加工而成，能使药物缓慢、均匀、恒速地释放到体内的一类片剂。具有药物释放平稳、不良反应少、药物作用时间长和服药次数少等特点。一般应整片服用
泡腾片	指含有泡腾崩解剂，遇水可产生气体而呈泡腾状的片剂。有口服和外用两种，口服应先加水溶化后服用，外用可直接放入用药部位
咀嚼片	指应在口中嚼碎后咽下的片剂。目的是加速药物溶出，提高药效。正确的服用方法是在口中嚼碎后咽下
口含片	是指在口腔或颊黏膜内缓缓溶解而不吞下的片剂。多用于口腔和咽喉部疾患。服用时应含在口腔或颊黏膜内，使其缓缓溶解，而不是吞下。紧急时可以嚼碎，但不要随唾液咽下，更不可整片吞下
舌下片	是指舌下含服的片剂。目的是使药物由舌下黏膜直接吸收，起到速效的作用并防止胃液对药物的破坏等。服用时将药物放在舌下含服，不要随唾液咽下，更不可整片吞下

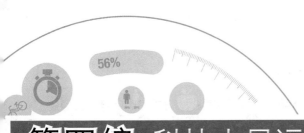

第四编 科技人员运动指导

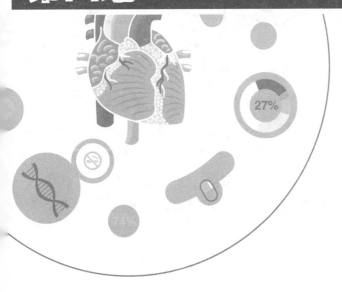

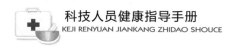

不同年龄段人群的行走方法

随着年龄的增长，人体内各器官的功能也会有所下降，尤其是心脏功能、骨骼功能、关节功能、肺功能和血管功能等，发生的变化会很大。要知道，走路也是一项技术活，不能单凭自身感觉而肆意妄为。因此，行走时一定要遵循客观规律，并选择与自己年龄段相符的行走方式。

研究表明，任何运动都要有个度，不是越剧烈越好，也不是走的时间越长越好，应根据不同的年龄确定不同的时间，这样才能既保证快速走路效果，又保证身体安全。

18～25岁，行走时间没有具体的限制，因为年轻人处于旺盛的生长阶段，身体非常好，各项机能水平都非常优秀，能承受的运动负荷也是非常大的。而且这类人群正处于"长"的阶段，必须有足够的刺激，身体素质才能更好地发展，才能促进健康，创造体质的高峰。

26～30岁，行走时间应控制在每天6小时以内，这样不但可以增强体质，对工作、学习也是一种促进。但是，这类人在走的过程中首先要注意速度，同时要注意难度。如果个人速度很快，那么就可以选择跑起来。因为人体进行的所有训练，都会给身体留下深刻的记忆，日后都会是非常好的健康财富。

31～40岁，行走时间应控制在每天4小时以内。这个年龄段，工作忙，家庭琐事较多，走路时间太长容易损伤身体，影响正常的工作和生活。很多人都会有这样的感觉：以前熬夜，第二天还可以正常上班，现在怎么还没到半夜就支持不住了呢？其实这就是体质衰退的结果，此时要是不进行有效的健康管理，健康状况就会更加糟糕，所以一定要科学锻炼。

41~50岁，这个年龄段很特殊，快速行走时间应控制在每天2.5小时以内，因为一些器官的隐性疾病开始显露出来，特别是心脏功能、血管、肺和肾、关节功能等变化很大，快速走路健身的时间更要精确计算，不能无节制地快速走路。

51~60岁，这是一个很脆弱的年龄段，心脑血管的问题开始增多，各脏器功能直线下降，骨骼和关节的功能衰退更为严重。因此，快速走路健身的时间应控制在每天1.5小时以内，健身以和谐健身为主，不能强迫自己，更不能与年轻人比。此时，速度已经不重要了，达到健身效果就可以了。

61~65岁，这个年龄段，身体会逐渐出现各种各样的问题，不仅容易突发心脑血管疾病，由于骨骼变脆弱，还容易发生骨折。特别是关节功能严重下降，关节容易损伤，此时的锻炼更多的是针对健康上的问题进行的有效干预，从而促进健康，提高生活质量。健身时间应控制在1小时以内，这样更容易达到健身效果。

66岁以上，这个年龄段，人体整个器官衰退严重，千万要谨慎进行快速走路健身，时间应控制在每天40分钟以内，以安全为主。但这类人群也要适当运动，可以进行一些短时间的小步快走等，这对提高神经系统的反应速度，从而全面促进健康非常有意义。

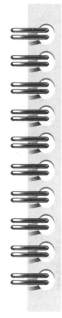

小贴士

游泳后不要忘记刷牙漱口

在游泳池游泳，池水常会进入口腔，如果游泳后不及时清洁口腔再接着吃东西，有些病菌就会进入胃肠道。

一方面，游泳池里人很多，他们的汗液、唾液、尿液等会融进水里。如果游泳者本身就患有痢疾、肺结核、红眼病等疾病，他们携带的病原微生物很容易污染池水。

另一方面，为了给池中的水消毒，工作人员会加入氯气或消毒液，而消毒液中包含的次氯酸和高氯酸对牙齿的釉质有侵蚀的作用，易诱发牙病。

专家建议，游泳后要及时漱口或刷牙。

高血压患者的运动指导

高血压病是人类最常见的心血管疾病之一。高血压患者除了进行药物治疗外，还应注意日常饮食、情绪、起居等，特别要注意体育锻炼。增加体育活动是降低血压，改善血管硬化及心、脑等脏器功能的最好方法之一。通常，改善血压的运动处方会根据每个人实际的血压情况，或者根据高血压患者症状、病情的不同而有所差异，一般包括以下几部分内容。

运动项目选择。改善血压的运动项目要以有氧代谢运动为原则，应选择一些有全身性、有节奏的、容易放松的运动，包括一些耐力训练，常见的几种运动方式如下。

1. 步行或慢跑

到户外空气新鲜的地方去进行步行运动，对防治高血压是简单易行的运动方法。做长时间的步行后，舒张压可明显下降，因为它可使体内三项血脂（胆固醇、低密度脂蛋白、甘油三脂）明显下降，从而能改善血管舒缩功能，还可以解除中枢神经的紧张度。

步行的锻炼时间不宜过长，时间控制在20～30分钟为佳，可多走上坡路。此外，通过慢跑也可以达到缓解神经紧张、提高心脏的耐受性的效果，慢跑可以有效地防止血液凝块及血液循环失调等，有助于高血压的治疗。一般患者在定量步行2～3公里无不良反应时，可采用慢跑锻炼。不过，高血压患者宜采用间歇锻炼，即每慢跑30秒钟左右，接着休息1～2分钟，反复进行10多次。也可以和其他保健体操穿插进行，这样效果会更好，时间不宜超过1小时，最好以达到有些轻度的疲劳感为度，运动过程中自测心率每10秒钟21次左右为极限。

2. 太极拳

打太极拳对防治高血压有显著的作用，因为太极拳动作柔和，姿势放松，能够使全身的肌肉放松，能使血管张度松弛，可使外周血管阻力下降，微循环充分改善。由于打太极拳时用意念引导动作，思想集中，心安神定，这也有助于调节大脑的正常功能。

太极拳种类繁多，有繁有简，在太极拳的选用上，患者可根据自己的情况而定，此外，太极拳不一定要打全，选择其中几节反复练习也会收到效果。

3. 自我推拿

这种保健方法具有简便易学、安全有效的特点，对中老年高血压患者更为适宜。患者可选用干沐浴法，即用手反复摩擦皮肤，有促进血液循环、畅通经络的功效。

4. 游泳

游泳是非常适合中老年人的一种锻炼，因为水的浮力作用，游泳者无需承受体重，膝盖及脚踝关节也无需承重。游泳也不会导致身体过热，刚入水可使皮肤血管先收缩后舒张，一段时间后血管又收缩。这样的收缩和舒张可以改善血管的功能，促进血液的再分布。同时，游泳时身体取水平位，减轻了心脏的负担，这对防治高血压有一定的帮助。

运动注意事项。每个参加运动的人因人而异，要注意以下几方面。

许多人不适合早晨醒来立即做剧烈运动，特别是在冬天寒冷的户外。一些高血压患者清早起来血压最高，发生心脑血管意外也最多。因此，高血压患者的晨练要有意识地推迟，最好在测量血压稳定后再进行运动。

不是所有的高血压患者都可以运动。要根据病情的稳定情况选择相应的运动，有些病情不稳定的患者最好不要运动，更不能做剧烈运动。级别越高危险度越大，则运动量要越轻、越少。

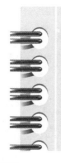

小贴士

运动后应及时更换内衣

运动后身体会出汗，这时应及时洗澡，换干净的内衣和鞋、袜等。因为不及时更换内衣，穿着湿淋淋的衣服，用体温去烘干，不

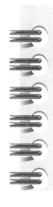

小贴士

仅会消耗掉体内更多的热量，还会使人更加疲劳。如果身体受凉，会使人体的抵抗力降低。

另外，如果不及时更换汗湿的内衣，细菌和病菌就会乘虚而入，使上呼吸道粘膜的抵抗力下降，引起伤风感冒、咽喉炎、气管炎等疾病。

糖尿病患者的运动指导

糖尿病是一组以高血糖为特征的代谢性疾病。高血糖则是由于胰岛素分泌缺陷或其生物作用受损，或两者兼有引起。糖尿病长期存在的高血糖，导致各种组织，特别是眼、肾、心脏、血管、神经的慢性损害、功能障碍。

糖尿病成因包括遗传和环境因素。①遗传因素。糖尿病存在家族发病倾向，有25%～50%的患者有糖尿病家族史。临床上至少有60种以上的遗传综合征可伴有糖尿病。②环境因素。自身免疫系统异常的人容易患糖尿病。而进食过多、体力活动减少导致的肥胖，也是造成患糖尿病主要的环境之一。

糖尿病的症状有多饮、多尿、多食和消瘦。运动对糖尿病患者来讲非常重要，但是运动项目、运动量的选择要因人而异，而且还要根据年龄、有无并发症来决定。我们提倡运动一定要坚持、科学、规律，才能达到通过自主神经、内分泌、神经递质和免疫系统影响人体内环境的平衡，达到减缓糖尿病发生、发展的目的。

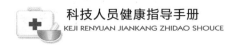
运动是治疗糖尿病的基本辅助措施。运动对糖尿病患者如下几方面的好处。

（1）有利于血糖的控制。运动可促使肌肉组织对糖的利用，使血糖快速下降。

（2）明显改善胰岛素抵抗的作用。运动可增加血管的弹性，进而减少高血压、冠心病等大血管并发症的发生，同时有减肥、减重、降血脂的作用。

（3）有益于身心健康。适当并长期坚持体育锻炼可促进新陈代谢，增强体质，减少糖尿病心血管病变的发生。运动还可以陶冶情操，培养生活情趣，放松紧张情绪，提高生活质量。

糖尿病患者一般以适量、全身、节奏性的运动项目为宜，如散步、室内运动、床上肢体运动、太极拳等。身体素质较好的患者可以快走、慢跑、跳绳、骑自行车、跳健身操、游泳、划船和跳舞等。运动项目因人而异。

每周至少运动150分钟。如一周运动5天，每天30分钟的有氧运动（强度小、节奏慢、运动后心脏跳动不过快、呼吸平缓的一般运动）为宜，一般以晚饭后2小时左右进行运动比较适宜。正式运动前进行5～10分钟热身运动，运动结束前做5～10分钟的放松运动。

合理的运动可以增强体质，辅助降低血糖。但如果运动不当，不仅不利于糖尿病的治疗，甚至会加重病情或造成损伤。糖尿病患者的运动误区归纳起来主要有以下方面。

1. 忽视运动治疗

有些患者错误地认为降糖主要靠药物，运动是可有可无的事情。殊不知，运动治疗与饮食治疗一样，也是糖尿病综合治疗不可或缺的一个重要组成部分，体育锻炼能够消耗热量、减轻体重、降低血糖（尤其是餐后血糖）。通过运动能协助降糖药物更好地发挥疗效，因此，应当以科学的态度积极对待。

2. 认为凡是运动都能降糖

适当运动可以增加热量消耗，减少脂肪堆积，减轻体重，增加胰岛素的敏感性，对控制血糖有利。但是，如果运动量过大或过于剧烈，又刺激机体的应激反应导致儿茶酚胺等对抗胰岛素作用的激素分泌增多，反而会使血糖升高，甚至诱发糖尿病酮症酸中毒，不利于控制糖尿病病情。

3. 运动时间及强度安排不当

与健康人不同，糖尿病患者在运动时间及运动强度的安排上都有特殊的讲究。为防止运动中出现低血糖反应，应尽量避免空腹运动，而宜将运动安排在饭后1~2小时开始，每次运动持续半小时左右，每周运动不少于5次。糖尿病患者比较适合低到中等强度的"有氧运动"。至于运动方式，每个患者可结合自己的体质情况及爱好选择步行、骑车、游泳、打太极拳等。

4. 对运动中可能出现的低血糖准备不足

运动前血糖偏低、空腹运动或者运动强度过大、时间过久都可导致患者在运动过程中发生低血糖，一定要注意避免。患者一定要随身携带糖果、饼干等食物。如果感觉到低血糖的症状，就要迅速补充甜饮料、糖果或食物，并积极寻找病因。另外提醒一点：运动过程中还要注意适时补充水分。

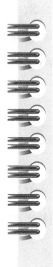

小贴士

运动后沐浴有讲究

大多数人运动后都会立刻到浴室，冲掉一身的汗水。然而事实证明，这种做法不仅不会使人感觉舒适，甚至会引发一些疾病。在运动时，为保持体温恒定，人体皮肤表面的血管会扩张，汗毛孔张大，排汗增多，在运动停止后，这种状态还会持续一段时间。这时洗热水澡，会使皮肤内的血管进一步扩张，血压降低，导致心脏和大脑供血不足，轻者出现头昏等不适，重者可能会虚脱。研究表明，合理的洗浴时间是在运动后心率恢复到运动前水平且发汗停止后再沐浴。

冠心病患者的运动指导

冠状动脉粥样硬化性心脏病，是冠状动脉血管发生动脉粥样硬化病变而引起血管腔狭窄或阻塞，造成心肌缺血、缺氧或坏死而导致的心脏病，常常被称为"冠心病"。但是冠心病的范围可能更广泛，还包括炎症、栓塞等导致管腔狭窄或闭塞。

冠心病患者进行运动锻炼的重要目的之一是改善心血管系统的功能，而且大量的研究也已经证实运动锻炼可以对心血管系统的形态、结构和技能产生良好的影响。患者通过适当的运动，可以提高心脏对体力的适应能力，减轻甚至消除冠心病患者经常出现的心肌供血不足，预防冠状动脉的痉挛；可有效减少血流阻力，改善血液循环和心肌的供养。

运动方式以有氧训练为主，包括步行、骑车、爬山、游泳、打乒乓球和羽毛球等。有节律的舞蹈、中国传统的拳操等也是合适的运动方式。

合适运动量的标志是：运动后第二天早晨起床时感觉舒适，无疲劳感。每周的运动总量应相当于步行10~20公里。运动量是由强度、时间和频率三个要素构成的。判断运动强度是否合适最简单的方式是：运动时稍出汗，轻度呼吸加快但不影响对话。运动时间是指每次达到训练强度的时间，一般为20~30分钟。训练频率是指每周训练的次数，一般每周锻炼3~5次就可以了。

冠心病患者并不是在任何情况下都可以进行运动，所以对冠心病患者的运动时间和状态一定要掌握清楚。

血压和脉搏正常才可进行运动。中午以后锻炼为好。因早晨和上午冠状动脉张力高，心绞痛、心肌梗死、猝死等常发生在早晨6时到中午12时，最适合冠心病患者的活动时间是晚上7~9时，如果有些人习惯清晨锻炼，在锻炼前最好空腹喝一大杯水。冠心病患者不适合进行竞技性体育活动。应循序渐进，持之以恒。餐前餐后不宜活动。原则上在餐后2小时以内不锻炼，运动后1小时内不宜进餐或饮浓茶。运动后不要马上洗浴。运动前要做好准备和放松活动。避免阳光直射和迎风锻炼。运动时注意携带急救药盒。

在了解以上内容后，冠心病患者在每次锻炼时必须要有三个阶段，即准备活动、训练活动和结束活动。准备活动又称为热身，活动强度比较小，其目的是充分活动各个关节、肌肉和韧带，也使心血管系统得到准备。训练活动又分持续训练和间断训练，后者更适合冠心病患者。结束活动又称为整理运动，目的在于使高度活跃的心血管系统逐步恢复到安静状态，一般采用小强度放松性运动。

特别需要注意的是，冠心病患者在以下几种情况时是绝对不可以进行运动的。

（1）在安静情况下常有心绞痛发作者、各类冠心病经治疗不能控制者。

（2）轻微活动即感到心悸、气短、喘息或伴有心肌功能不全者。

（3）有严重的心律失常、心动过速、心动过缓、房室传导阻滞，经药物治疗不能控制者。

（4）急性感染期患者。

（5）伴有严重的高血压病患者。

（6）心肌梗死合并心包炎、心肌炎者。

（7）三支冠状动脉严重狭窄达80%～90%者。

（8）合并糖尿病，治疗后病情未控制者。

（9）有明显的心肌缺血表现以及合并血栓性静脉炎，或近期有栓塞病史者。

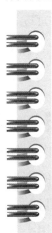

小贴士

运动后不宜吃大量的肉类

人们运动后往往会消耗很多能量，但是如果选择鸡、鸭、鱼、肉大吃一顿，想以此进补恢复体力，那就错了，因为这样非但没有起到消除疲劳的效果，反而加重了疲劳感。

因为运动后人的身体会觉得疲惫、酸痛，如果食用含有丰富蛋白质和脂肪的鱼类、肉类、蛋类等食物，就会增加血液中游离脂肪酸的含量，减缓酸性代谢产物的分解，从而加重疲劳的程度。

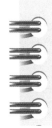

小贴士

　　正确的做法是，大量运动后多食用豆制品及蔬菜水果，如菠菜、莴笋、萝卜、土豆、藕、洋葱、海带、苹果等。这些物质有助于迅速消除疲劳，保持身体的活力和健康。

消化性溃疡患者的运动指导

　　消化性溃疡主要指发生于胃和十二指肠的慢性溃疡，是一种多发病、常见病。溃疡的形成有各种因素，其中酸性胃液对黏膜的消化作用是溃疡形成的基本因素，因此得名。酸性胃液接触的任何部位，如食管下段、胃肠吻合术后吻合口、空肠以及具有异位胃黏膜的Meckel憩室均可发生消化性溃疡。绝大多数溃疡发生于十二指肠和胃，故又称胃、十二指肠溃疡。

　　消化性溃疡属于典型的心身疾病范畴，心理、社会和生活方面的因素对发病起着重要作用。因此患者的心态要尽可能保持乐观，而通过运动不仅可以改善患者的身体素质，还能够分散患者对病情恐惧、悲观的注意力，进而让患者减轻来自各方面压力，保持乐观的情绪、规律的生活。所以，运动对于患者来说，无论是在本病的发作期或缓解期都很重要。

　　患有消化性溃疡的患者可选择的运动项目有以下几项。

　　（1）慢跑。如果能够一边听音乐，一边散步或慢跑，治疗的效果会更明显。因为中医学认为，音乐和运动都具有调节心神的功能，能够使机体气血顺畅，各脏腑气血平和，使生命活动力

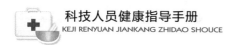

强盛，从而维持人体的活力和健康。

（2）医疗体操。医疗体操是运动疗法的基本形式之一，在我国各地的疗养院，都编有专门适于消化性溃疡患者锻炼的医疗体操。一般来说，可以采用广播体操代替进行运动锻炼，需要连续做2～3遍，约10～15分钟，达到一定的运动量。可每天锻炼1次。

进行医疗体操锻炼时要以全身活动为主，四肢与躯干轻松而有节奏的运动，同时配合深长腹式呼吸，以有利于改善胃肠功能。

（3）医疗步行。医疗步行是采用一种对距离和速度有一定要求的步行法。其运动量根据需要而定，并循序渐进地增加，以达到一定的锻炼效果。通常根据环境条件设计几条不同运动量的路线，酌情选用。

第1条路线：来回各步行400～800米，每3～4分钟走200米，中间休息3分钟。

第2条路线：来回各步行1 000米，用15分钟走1 000米，中间休息3～5分钟。原速返回。

第3条路线：来回各步行1 000米，其中有5°～15°坡路200米，用15～18分钟走完1 000米，休息5分钟，原速返回。

一般先选择第1条路线进行步行锻炼，每天1～2次，经两星期左右的时间待患者适应后，再进行第2条路线的步行锻炼，依此再过渡到第3条路线的步行锻炼，并长期坚持。

患者在选择散步或慢跑作为自己缓解病情的方法前，一定要了解自己的身体状况，并根据自己的身体素质及承受能力来选择适合自己的运动方式和运动量。一般来说，散步以每分钟50~80米为宜，慢跑以每分钟90~100米为宜，距离在2 500米左右为最佳距离，患者也可以根据自己的情况加以适当调整。

严重的患者在运动过程中应注意，一些运动可能引起溃疡的并发症，如出血、穿孔等，所以运动要因人而异，因病情而异。

消化性溃疡病的运动疗法，条件是胃、十二指肠出血已经痊愈、无明显自觉症状。

运动要在病情稳定后进行，如在运动中感觉不适应立即停止运动。

小贴士

运动后的放松方式

运动后立刻休息并非恢复体力的最佳方式。积极性恢复指运动后的整理活动，物理和机械的放松与按摩、适当补充维生素、心理放松等。这有助于人体由激烈的活动状态转入正常的安静状态，使静脉血尽快地回流心脏，加快整个机体的恢复，防止出现急性脑缺血、血压降低等现象。

运动后可以进行10分钟左右的拉伸肌肉的活动。首先，做拉伸的时候，可以或蹲或站，但如果要坐下来，则一定要在地上铺块海绵垫，防止地上的湿气侵入身体，否则会使正处于脆弱状态的肌肉、关节出现更严重的酸痛感。如果实在太累，可以平躺片刻，让脚的位置略高于头，或与头的高度持平，然后依次抖动、拍打大腿、小腿、上臂、前臂上的肌肉。另外，也可以选择慢跑放松，最好快慢交替，当感到自己心率、呼吸都很平稳后，再过渡到行走。

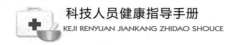

颈椎病患者的运动指导

颈椎病又称颈椎综合征，是颈椎骨关节炎、增生性颈椎炎、颈神经根综合征、颈椎间盘突出症的总称，是一种以退行性病理改变为基础的疾患。主要由于颈椎长期劳损、骨质增生，或椎间盘突出、韧带增厚，致使颈椎脊髓、神经根或椎动脉受压，出现一系列功能障碍的临床综合征。

颈椎病患者适合的运动项目包括以下两项。

1. 颈椎操

预备动作：取坐位，全身放松，颈伸直，双手自然交叉置于大腿上。

第一节：1——头正位，2——头低下至最大限度，3——抬头回到正位，4——头仰至最大限度，5——恢复头正位。

第二节：1——头向左转至最大限度，2——头回到正位，3——头向右转至最大限度，4——头恢复正位。

第三节：1——头正位；2——头向左转，下颌尽量够左肩；3——头回到正位；4——头向右转，下颌尽量够右肩；5——头恢复到正位。

2. 颈椎"米"字操

本套操相当以头为笔头，用颈椎作笔杆，按下述顺序反复书写"米"字，每次书写5～10个"米"字。准备动作同第一套。整套操连续起伏，不分节。具体方法如下。

1——先写一横，头尽量由左到右划一黄线；2——头回到正位；3——再写一竖，头尽量向前上方拉伸，自上而下划一竖线；4——头回到正位；5——头颈尽量向左上方拉伸成45°，而后斜行划线拉伸至右下45°；6——头回到正位；7——头颈尽量向右上方拉伸成45°，而后斜行划线拉伸至左下45°；8——头回到正位；9——头颈尽量向右前上方拉伸，向左下方划一撇；10——头回到正位；11——头颈尽量向左前上方拉伸，向右下方划一捺；12——头恢复正位。以上为一个"米"字。

颈椎病是临床上脊柱功能退化后最常见的疾病，它分为多种类型。采用中西结合方法，内服外用及理疗，并酌情辅以运动疗法，大部分患者可避免手术而获得良好疗效。在运动时要注意预防颈椎病的动作，应采用运动幅度较小、轻柔缓和、节奏较慢的周期性动力性动作，这样可以达到动静结合，如果长期坚持下去会有良好的效果。

在做运动时切不可将头、颈部做无规律的乱转乱晃，以免造成不适，损伤颈椎。

对于症状较为严重的患者，运动要十分注意，如果运动时有所不适，则宜停止，或向医生咨询。

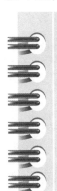

小贴士

锻炼脚趾让肠胃更健康

中医经络理论认为，人的第二、第三脚趾与肠胃有关，因此经常活动它们可以达到健胃的目的。

一般来说，第二、第三脚趾粗壮而有弹性的人，胃肠功能较好，站立时抓地牢固；如果这两个脚趾干瘪而无弹性，站立时往往抓地不牢，则胃肠功能较差。锻炼脚趾的方法最常见且有效的有以下几种。

脚趾抓地：将双脚放平，紧贴地面，与肩同宽，连续做脚趾抓地动作60～90次。做此动作时，可赤脚或穿柔软平底鞋，每日可重复多次。

　　脚趾取物：每天洗脚时可在盆里放一些椭圆形、大小适中的鹅卵石或其他物体，在泡脚的同时练习用第二、第三脚趾反复夹取。温水泡脚有利于疏通经络，脚趾夹取鹅卵石或其他物体可刺激局部胃经的穴位，坚持练习对胃病患者大有裨益。

　　扳脚趾：反复将脚趾往上扳或往下扳，同时配合按摩第二、第三脚趾趾缝间，可促进脚趾的血液循环。

　　按摩脚趾：对消化不良及有口臭、便秘的患者，宜顺着脚趾的方向按摩，以达到泻胃火的目的；对于脾胃虚弱、腹泻者，可逆着脚趾的方向按摩。

消除视疲劳的运动指导

　　随着电脑的普及，一些人开始因视疲劳、眼干涩、视力下降到医院就诊。如何解除视疲劳？专家提醒，运动是解除视疲劳的最好办法。长期用眼者，应高度重视眼保健。解除视疲劳的运动主要有以下几种。

1. 放风筝

　　古语云："鸢者长寿"。踏青放风筝，可以使人筋骨舒展、四肢百骸得到全面放松；呼吸新鲜空气，吐故纳新，能促进人体新陈代谢，改善血液循环；放风筝时双眼眺望远方，能调节眼部肌肉和神经，起到消除视疲劳，调节和改善视力的功效。在放风筝时，或缓步，或速跑，缓急之间，张弛有变，活动周身关节，促进血液循环，不失为一种很好的全身运动。

注意在放风筝时要根据自己的状况调节运动时间，运动前还应充分活动颈肩部。椎动脉供血不足者在放风筝时，要尽量避免突然转头，防止发生脑血管意外。

2. 养眼神

用眼40～50分钟之后，应尽可能休息一下眼睛，可坐在原地，闭上眼睛，静养片刻，使眼睛放松休息。可到室外放松眼睛，边眺望远处春意盎然的自然景物，以此调节视网膜细胞的功能，缓解视疲劳现象。

3. 按眼穴

穴位治疗，指的是做眼保健操。眼保健操在缓解视疲劳上作用显著，能够让眼睛得到休息，而且进行穴位按摩，也能够放松眼睛周围的肌肉。正如进行按摩能够缓解腰酸背痛一样，认真地做眼保健操，同样能让眼睛感觉轻松舒服。

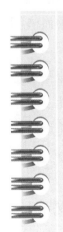

小贴士

酒后运动有损健康

酒后不宜运动，否则对身体健康有损害。

大脑功能受损：大脑皮质对酒精极为敏感。喝酒后，大脑皮质出现短时间的兴奋，很快转入较长时间的抑制，如果在这种情况下勉强运动，大脑皮质强作努力，就会有损大脑功能。

心脏受损害：酒精具有降低心肌收缩力的作用，使心脏每次泵出的血液量减少，这时如再进行运动，心脏负担便格外沉重，对心脏的损害更大。

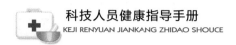

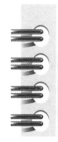

小贴士

> 肝脏和肠胃受影响：酒后运动，身体就需要动员大量血液到四肢肌肉里去，这样就会减少对肝脏、胃肠道的血液供应，不利于肝脏对酒精的解毒功能。

消除疲劳的运动指导

疲劳是一种正常的生理现象，疲劳出现后，只要进行适当的休息，就可以消除，但是如果产生了疲劳没有调整，仍继续长时间运动和工作，将导致疲劳积累，严重的会引起病理性疲劳。为了不让疲劳转化为一种疾病，利用运动处方消除疲劳显得至关重要。

1. 梳头

梳头是一项简单的运动，在整理头发的同时可以起到消除疲劳的作用。人的头部有很多穴位，而梳头可以刺激头部的这些穴位，起到疏通经络、调节神经功能、增强分泌活动、改善血液循环、促进新陈代谢的作用。

经常梳头，可使人的面容红润，精神焕发。此外，梳头还是治疗失眠、眩晕、心悸、中风后遗症和青少年白发的辅助手段。平时每天可梳头3～5次，每次不少于3～5分钟，晚上睡前最好梳头一次。

2. 快步走路

快步走路是消除疲劳的妙方。通过快步走路来消除疲劳时须注意：慢步是毫无效果的，正确的方式是一定要快步走，而且要持续15～20分钟，这样才能平衡全身肌肉、帮助大脑运动，进而达到消除疲劳的目的。

3. 踮脚尖

在平时的工作生活中，尤其是在久坐或久站后下肢酸胀、乏力时，可采用踮脚尖的方法健身。人在踮脚时，由于双侧小腿后部肌肉的收缩挤压，可促进下肢血液的回流，加速血液循环，从而缓解下肢酸胀及防止下肢静脉曲张和皮肤色素沉着。具体做法：双足并拢着地，用力踮起脚跟，保持2～3秒，可重复多次。

4. 伸懒腰

伸懒腰是人在感觉疲惫时的本能动作，对消除疲劳有着显著的效果。人在伸懒腰时可引起全身大部分肌肉的收缩，使瘀积的血液被"赶"回心脏，从而大大增加血流量，改善血液循环。常伸懒腰在促进人体肌肉收缩和舒张、增进肌肉本身血液流动的同时，还可带走肌肉中的代谢产物，起到消除疲劳的作用，使人感到全身舒展，精神爽快。

5. 深呼吸

深呼吸是一种身体内部的运动，不要小看这一简单的动作，深呼吸可以促进人的肺部排出浊气，增加肺活量和血液中的含氧量，加快血液循环，让人神清气爽。

6. 整理活动

整理活动是消除疲劳、促进体力恢复的一种良好方法。每次健身和体育锻炼结束后做一些整理活动也是非常必要的。整理活动通常以做些肌肉放松、抖动、伸展和拉长动作为主。整理活动可使心血管系统、呼吸系统仍保持在较高水平，有利于偿还运

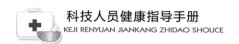
动时所欠的氧债。整理活动使肌肉放松，可避免由于局部循环障碍而影响代谢过程。整理活动应包括慢跑、呼吸体操及各肌群的伸展练习。运动后作伸展练习可消除肌肉痉挛，改善肌肉血液循环，减轻肌肉酸痛和僵硬程度，消除局部疲劳，对预防运动损伤的发生也有良好作用。

7. 搓足心

足底存在着很多穴位，对这些穴位进行按压有助于消除疲劳。每天晚上洗脚后、上床之前搓足心20分钟，对健足强身十分有益。这是因为，搓足底涌泉穴有改善体质、提高机体免疫力的功能。

8. 按摩

按摩可以促进血液循环，加速疲劳消除及机能的恢复。按摩是有效的恢复手段。负担量最大的部位，应是按摩的重点，肌肉部位以揉捏为主，交替使用按压、抖动、扣打等手法，在肌肉发达的部位可用肘顶、脚踩。

在按摩肢体时，先按摩大肌肉群后再按摩小肌肉群。如按摩下肢，先按摩大腿肌肉后再按摩小腿肌肉，以提高肌肉韧带的工作能力，加速疲劳时的肌肉僵硬紧缩和酸胀痛的代谢产物的排除，改善血液循环和心脏收缩功能。

消除疲劳现代医学中所采取的方法有很多，但是无论是哪一种方法，都是要根据自我感觉所出现的症状以及个人生理和生化的改变情况，找出一个最科学而有效的方法，尽快解除疲劳，使自己的机体得到全面恢复，从而保证其正常的健身、体育锻炼、学习和工作。

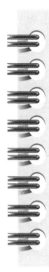

小贴士

帮助排毒的运动方法

汗液排毒：运动前最好喝点淡盐开水，以增加运动时的出汗量，让汗水将体内的毒物排出，藏在毛孔中的污垢也会随汗水排出来，既解毒又洁肤。为了防止出汗后出现低血钙，运动前应该多吃含钙量高的牛奶、乳制品、鱼类、海产品及绿叶蔬菜等食物。

刺激淋巴排毒：游泳时水的浮力可以减轻人体90%的体重，释放关节压力，刺激淋巴排毒。同时，游泳是肺部保健的首选运动。水中运动对呼吸有更高的要求，能够更好的锻炼肺功能。

改善心肺功能的运动指导

心肺功能适应水平较高的最明显益处，就是减少患心脏病的危险性，延年益寿。其次为减少Ⅱ型糖尿病的危险，降低血压和增加骨骼密度。心肺功能适应水平越高，精力就越充沛，不仅能完成更多的工作，而且不易疲劳。另外，心肺功能适应水平高者，睡眠质量也会更好。

下面我们来看看改善心肺功能应考虑的因素。

运动方式：通过有氧运动可以使运动者维持最佳的心肺功能，凡是有节奏、全身性、长时间且强度不太高的运动都是理想的有氧运动，像快走、慢跑、有氧舞蹈、跳绳、上下台阶、游泳、骑脚踏车等运动都有助于心肺功能的提升。

运动频率：每周至少做3到5次的有氧运动。

运动强度：进行有氧运动时的强度，以最大心跳率（220—

年龄）的55%～75%为较佳。也就是以运动时有点喘，但还可以说话的感觉为运动强度的依据。

运动持续时间：在适当运动强度下，每次运动20～50分钟。

渐进原则：开始进行有氧运动来改善心肺功能时，应依据自己的健康和体能状况从事适当运动，而后逐渐增加运动的时间与强度；但是应避免运动量太大，或负荷增加太多的运动。

在了解了相应的运动因素后，就可以开始进行运动了，主要包括三个阶段：准备活动、锻炼内容、整理活动。

（1）准备活动。准备活动的目的是加快心率、升高体温，并增加肌肉中的血流量。准备活动通常是进行5～15分钟的舒缓运动，这可使机体逐渐适应剧烈的运动。选择不同方式锻炼时，准备活动的具体内容有所不同。以跑步为例，如选择步行作为锻炼方式，可按以下步骤进行准备活动。

步骤一：1～3分钟轻松的健身操（或类似的活动）练习。

步骤二：1～3分钟的步行，心率控制在高水平时的20%～30%。

步骤三：2～4分钟的拉伸练习（可任意选择）。

步骤四：2～5分钟慢跑并逐渐加速。

如果选择其他的锻炼方式而不是跑步，在按照以上步骤的同时以相应的活动方式替代步骤二和四即可。

（2）锻炼内容。锻炼内容可以为游泳、步行、跳绳、慢跑等。

①游泳。此运动对于强健全身肌肉，尤其是提高人的心肺耐力适能裨益甚大。在水中对关节的压力小，不易受伤，但对眼睛有些损害，所以游泳时最好戴眼镜。

②步行。步行运动简便易行。人在行走时，肌肉系统犹如一

台水泵，把血液送回心脏，促进全身的血液循环。人的下肢是肌肉最多的部位，倘若缺乏锻炼，就不能产生足够的推动力，影响体内的新陈代谢。

③跳绳。此运动最大的特点是不受天气和场地限制，一根绳和一小块地方足够。跳法可随意变换，只要能维持有效的脉搏数即可。

④慢跑。如果步行达不到运动强度，可改为慢跑。选择一双合适、柔软而又富有弹性的运动鞋，对于慢跑运动者十分重要，可避免踝、膝部位受到伤害。

（3）整理活动。每次完整的锻炼都应包括整理活动。整理活动的主要目的是促进血液回流至心脏，以避免血液过多分布在上肢和下肢而造成头晕和昏厥。整理活动还可减轻剧烈运动后的肌肉酸痛感和心律失常。整理活动至少应包括5分钟的小强度练习（如步行、柔韧性练习等）。

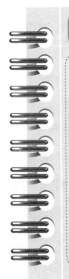

小贴士

常打羽毛球颈椎变轻松

打羽毛球对治疗颈椎病有效果。因为在打球的过程中，需要用拍子上下左右来接球，当球来势猛、越过头部时，需要后仰来接球；当球打过来落在您前面时，需要向前探身去弯腰接球；球向左或向右，头也跟着向左或向右，这样颈椎随球的方位而前后左右移动，对颈椎可起到舒筋活血的作用，颈椎病的病症就得到了缓解。另外，打羽毛球不同于单项枯燥的"摇头晃脑"治疗方法，更容易坚持下来。

当然，这种方法适用于轻度颈椎病患者以及预防颈椎病的人们。严重颈椎病患者不适合进行羽毛球运动，以免加重病情。

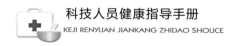

促进心理健康的运动指导

科学证明，运动可以让人心情愉快，保持一个积极乐观的心态。因为通过适宜的运动，可以让人养成一个良好的作息习惯，可以改善人的生活质量、排解人们的生活压力，进而让人思绪清晰，头脑灵活，更具活力，享受美好的生活。可以说，运动是塑造完善的性格、修身养性的一道良方。

运动是保持健康的最佳处方，不仅对于躯体，对心理健康和社会适应也有非常重要的作用。下面根据一些常见的心理问题，对促进心理健康的运动处方进行阐述。

1.心理素质差的人

心理素质差的人往往恐惧竞争，害怕改变。遇到突发事件就会乱了阵脚、草木皆兵，在做出决策时也畏首畏尾、优柔寡断。对于生活在当下的人来说，这种心理问题往往是最致命的。建议这些人群多参加竞争激烈的运动项目，如足球、篮球、排球等。这些项目场上形势多变，紧张激烈，只有冷静沉着地应对，才能取得优势。若能经常在这种激烈的场合中接受考验，遇事就不会过于紧张，更不会惊慌失措，从而给工作和生活带来好处。

2. 天性胆小的人

天性胆小并不是一种心理疾病，只是没有接受新鲜事物的经验和意识。改善这种心理健康状况，应多参加游泳、滑冰、拳击、单双杠、跳马等项目。这些项目要求人们不断地克服胆怯心理，以勇敢、无畏的精神去战胜困难，越过障碍。经过一个时期的锻炼，胆魄和意志都得到了锻炼，为人处世也就显得从容自然了。

3. 性格内向、孤僻的人

这类人通常独来独往，不善与人交往，讨厌合作，缺乏竞争意识，对待得失也只是抱着无所谓的态度，所以经常陷在苦恼之中。建议这类人群选择接力跑、拔河等团队运动项目。坚持参加这些集体项目的锻炼，能增强自身活力和与人合作精神，逐渐改变性格。

4. 多疑，处理事情不果断的人

这样的人往往为了追求完美而恐惧做出一些经验之外的判断，所以对事物变化有诸多的怀疑和猜测，总是抱着一种观望的态度面对机遇。建议这类人群选择乒乓球、网球、羽毛球、跳高、跳远、击剑等项目。这些项目要求运动者头脑冷静、思维敏捷、判断准确、当机立断，长期从事这些活动将有助于人走出多疑的思维模式。

5. 虚荣心强，遇事好逞强的人

这类人往往会因为自身的优势而过度自信，表现欲和占有欲很强，经常会感觉到孤独和烦躁。建议这类人群选择一些难度较大或动作较复杂的运动项目，如跳水、马拉松等，也可以找实力超过自己的对手下棋、打乒乓球或羽毛球等，不断提醒自己不能骄傲。

6. 性格急躁易怒的人

这类人往往会凭借主观感受评价人和事，所以也非常容易引起冲突。改善这种心理健康状况，可选择下象棋、打太极拳、练习健身气功、长距离散步、游泳等项目。这类活动多属静态、单独的运动，不会带来情绪的过于波动，有助于调节神经功能，增强自我控制能力。

俗话说，生命在于运动。运动不仅能够强健体魄，而且在运动中，能够让人忘记烦恼、忧愁和抑郁情绪，从而改善人的心理健康状况。腿懒、手懒、脑懒是衰老的催化剂，腿勤、手勤、脑勤是长寿的发动机，安逸和平庸的鸿沟只能用药物去填充，健康和多彩的生活必须用运动来打造。

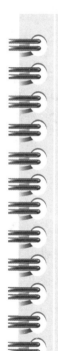

小贴士

利用闲暇时间进行锻炼

很多人工作很忙碌，没有时间或没有条件进行运动锻炼，这些人群可以利用平时的闲散时间适时的锻炼。

起床前：可以做一个简单的全身锻炼，先用手按摩全身，然后按摩脸，用手指揉上下眼睑，捏捏鼻梁，同时大口向外吐气，接着将浑身肌肉绷紧放松数次，然后起床。持之以恒，能使人的身体精力充沛。

起床后洗脸：可以先在毛巾上倒点热水烫烫脸，然后再将脸浸在冷水里面吐气，这样可以增强肺活量，强健体魄。

工作之余：可以不定时地伸伸腰、踢踢腿、挥挥手臂，头部的旋转动作可以让颈椎和肩部得到适当的放松。

总之，工作太忙的时候，可以把你的体育锻炼化整为零，行动起来，为你的健康加分。

避免早晨空腹运动

早上空腹运动不健康，会使人出现血糖不稳定，所以运动前一定要给肚子垫些底。因为经过一夜的睡眠消化后，腹中残留食物所能供给的热量已经不多，而运动时人体正处于代谢旺盛的时刻，此时能量消耗增多，如果空腹长时间锻炼，就会造成肝糖原贮备不足，血糖大量消耗，而得不到及时的补给。最常见的症状是头晕、心慌、眼黑、站立不稳等。

此外，人正常的运动是需要能量来维持的，而人所获取的能量主要来自食物中，如果空腹进行跑步运动，那么维持运动的能量就只能依靠消耗脂肪了。这也是人们常常推荐通过运动而减肥的原因之一。除此之外，空腹运动会导致人体血液当中的游离脂肪酸明显增高，如果游离脂肪酸过量的话，就会出现损害心肌的"毒物"，该"毒物"往往就是导致人心律不正常，甚至出现猝死的原因。

所以，空腹运动危害很大，在运动前应先少量地进食，例如吃些鸡蛋、饼干、糕点等，并且适当补充一些水。如果有早上跑步的习惯，应该提前20~30分钟喝水，但不宜喝过量的水。早上喝水可以缓解缺水情况以及调节体液浓度，使之达到均衡状态；并且有利于把积累了一个晚上的代谢产物及时排出体内。在跑步运动结束后（休息15分钟），应该适当地补充水分，适量地摄入盐水更有利于健康。

至于运动频率，健康成年人每天身体活动应达到相当于步行6 000步的活动量，每周大约相当于4万步。如果身体条件允许，每天最好进行30分钟中等强度的运动。而最佳运动时段是下午4~6点，其次是上午8~10点。

建议人们根据自己的实际情况安排运动时间，如果只是早上有时间，也可以安排在早上进行运动，注意不要空腹运动。如果晚上8～10点有时间，也可以抽时间运动。运动比不运动要健康，也更有利于减肥。

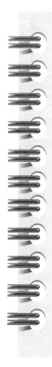

小贴士

做家务不能代替体育锻炼

有些人认为在做家务的过程中身体就会得到相应的锻炼，不需要再专门去进行运动。其实这种想法是不科学的。

身体的免疫系统是为了保持健康、避免发生疾病的自我防御系统，对身体起到保护作用的锻炼必须达到一定的强度和数量。

而做家务的锻炼强度对身体不能起到太大的作用，从运动医学角度来说，它只能改善身体的灵活性和协调性，对预防疾病不能起到很好的作用。

每周进行3～5次30分钟以上的中等强度的运动，才能保持身体的健康。每周适当的慢跑、登山、游泳、打球等都是可以提高心率并预防疾病的有效运动，不能让运动量不够的家务劳动替代体育锻炼。

雾霾天运动是大忌

常言道："秋冬毒雾杀人刀"。雾霾天不宜进行户外运动，主要有以下几方面的原因。

（1）雾是空气中的水汽凝结物，水汽凝结成雾滴离不开凝结核，而作为凝结核的尘埃、细菌或其他微粒，很多是"脏物"。霾，也称灰霾，是空气中的灰尘、硫酸、硝酸、有机碳氢化合物等粒子。霾也能使大气混浊、视野模糊并导致能见度恶化，当水平能见度小于10 000米时，将这种非水成物组成的气溶胶系统造成的视程障碍称为霾或灰霾。更为恶劣的是，由于近地层空气污染较严重，雾滴在飘移的过程中，不断与污染物相碰，并吸附它们，会使空气质量遭到严重破坏。而在雾气中运动人会将这些有毒气体吸入肺部，这些有害物质会诱发气管炎、咽喉炎、眼结膜炎、鼻炎、各种过敏性疾病等。

（2）雾霾天气压较低，空气密度大，湿度也大，人们在运动时呼吸不到足够的氧气，加上汗腺散热不及时，很容易引起胸闷、呼吸困难等，严重者还会引发鼻炎、肺炎、气管炎、哮喘等病症。

（3）雾霾天在做跑步等体育锻炼时，体内耗氧增多，呼吸势必加深加速，而此时因雾中含水汽较多，有碍肺泡的气体交换，会因大脑缺氧而出现头昏、头晕等不适情况。

（4）起雾时气压低，来自四面八方的污染物难以消失，特别是像酸、胺、苯、酚与病原微生物等剧毒滞留其中而聚集较高的浓度，刺激人体的某些敏感部位，引起喉炎、气管炎、结膜炎和一些过敏性疾病，中医称之为"疠疫之气"，对于老年体弱者还可能危及生命。

为了防止秋冬季节的雾霾之害，要做到秋冬雾日要戴好口罩出门，防止毒雾由鼻、口侵入肺部；外出回来后立即清洗面部及裸露的肌肤。早晨有晨练习惯的人，遇大雾霾天气宜在室内活动，以避免毒雾伤害。雾霾天要加强自我体检。注意身体的感受

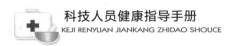
和反应，倘有不适，及时发现治疗。秋冬季节常有浓雾弥漫。可准备些药品，如麦迪霉素、复方新诺明、穿心莲等，以抵御病原体的侵袭，保证越冬安全与健康。

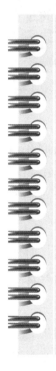

小贴士

偶尔健身等同"暴饮暴食"

对于不能长期坚持运动的人们来说，偶尔运动，将会加重器官的磨损、组织功能的受损而导致寿命缩短。

特别是30岁后，人的各项生理机能以每年0.75%～1%的速率下降，而偶尔运动的人和从不运动的人，生理机能退化的速率是经常锻炼者的2倍。

运动者和不运动者的衰老差距非常明显。同是35岁的运动者和不运动者，其衰老程度可相差8年，到45岁时，彼此可相差20年，以后每过10年，差距递减2年。专家认为，健身效果主要是锻炼痕迹不断积累的结果。所谓锻炼痕迹，即运动后留在健身者机体上的良性刺激。若健身时间间隔过长，在锻炼痕迹消失后又进行锻炼，每一次锻炼却等于从头开始，所以，健身运动需要持之以恒。

冬季运动注意事项

很多人缺乏运动，尤其是在寒冷的冬季，适合的运动项目更是贫乏。冬季锻炼身体对提高机体耐寒和增强对疾病的抵御能力，磨炼人们的意志均有裨益。但是，由于冬季气温较低，人们在锻炼的时候非常容易受伤。那么，冬季运动要特别注意哪些事项呢？

1. 注意保暖，防止受凉

冬季运动首先要注意的是保暖工作。刚刚做完运动后，由于血液循环很快，身体正在迅速散热，所以短时间内感觉不到寒冷。但此时毛孔张开，冷空气很容易刺激身体，造成隐性伤害，等感觉到冷时，其实身体已经受到很大程度的侵害了。身体受凉很可能带来肌肉痉挛、运动疲劳反应加重、抵抗力下降。等感到不适或埋下发病隐患，为时已晚。因此运动后应当及时穿上外衣，做好保暖工作。

2. 冬季运动不易过早

冬季的早晨，天气较为寒冷，地面的空气中氧的含量是全天最低的时候，不利于人们的呼吸，此时运动对心脏、血管的危害很大。此外，清晨地面上的空气污染也最严重，如工业废气、汽车尾气等，这些有毒有害气体只有在太阳出来后，才会随着地表温度的升高散发，所以冬季运动不易过早，最好等到太阳出来半个小时后再进行。

3. 做好准备运动

冬季天气冷，血管收缩，血液循环不畅，肌肉和韧带也比较紧，这时猛然发力，很容易造成肌肉拉伤、韧带撕裂甚至骨折。因此，准备活动一定要做好，可以通过一些简单的运动进行热身。

4. 不宜空腹运动

近年来的研究表明，清晨除了血糖偏低外，人体血液黏滞，加上气温低、血管收缩等因素，若空腹运动可能让人因低血糖和心脏疾患而猝死，故早晨起床要舒缓，适当进餐、饮水后再运动。

5. 运动时不宜用嘴呼吸

冬季运动应养成用鼻子呼吸的习惯，因鼻子里有很多毛，它能滤清空气，使气管和肺部不受尘埃、病菌的侵害。另外，寒冬气温低，冷空气进入鼻孔后即可得到加温。

6. 高血压患者需注意

患有高血压的人在天气突然变冷时，血压往往会出现升高的现象，这样的人群在冬季进行户外运动会有一定的危险性。清晨一般温度较低，可在温度升高后进行一些简单的运动。

7. 雾霾天不宜运动

雾霾天，污染物与空气中的水汽结合，将变得不易扩散与沉降，这使得污染物大部分聚集在人们经常活动的高度。在运动时由于呼吸量增加，肺内势必会吸进更多的有害物质，对身体造成危害。因此，冬季运动养生应避开雾霾天气。

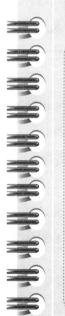

小贴士

哺乳期女性的锻炼方法

在人们生活水平普遍提高的今天，哺乳期营养过剩或不当而导致的产妇肥胖，已是司空见惯。究其原因，大多与哺乳期活动大量减少有关。肥胖可增加糖尿病、冠心病、高血压、脑血管疾病等重大疾病的发病率，其后果是不言而喻的。体育锻炼有益于产后整体功能的康复，有利于乳汁分泌。一般情况下，产后体育锻炼应以散步、广播体操、骑车、慢跑等活动为主，同时注意避免剧烈的活动。体育锻炼应循序渐进，不宜突然增加强度，特别是对那些平时较少锻炼的产妇来说更是如此。体育锻炼要量力而行，时间适宜，以不感到特别劳累为宜。体育锻炼贵在坚持，不要一曝十寒。人在运动中体内会产生乳酸，乳酸潴留于血液中使乳汁变味，宝宝不爱吃。一般中等强度以上的运动即可产生此状，故哺乳期女性只宜进行一些温和运动，运动结束后先休息一会再喂奶。此外，晒太阳后也不宜马上喂奶。

知识链接 PM 2.5 小知识

生活中，很多人对PM 2.5一知半解，仅知道它对人体是有害的。其实，PM是英文Particulate Matter的简称，是颗粒物的意思。PM 2.5就是在空气中的直径为小于或等于2.5微米的所有固体颗粒或液滴的总称。由于这些颗粒都比较小，所以我们的肉眼是看不到的。

PM 2.5是雾霾中影响人体健康的狠角色，那么这个狠角色究竟是由哪些物质组成的呢？

1. 有机碳和碳化合物

有机碳和碳化合物是组成PM 2.5的主要成分。其中，这些碳的成分在雾霾中少量以一氧化碳、二氧化碳气体的形式存在，更多的是以各种碳化合物的形式附在颗粒上面，如一氧化碳是无色、无味的气体，具有毒性，进入人体后会和血液中的血红蛋白结合，产生碳氧血红蛋白，进而使血红蛋白不能与氧气结合，从而引起机体组织出现缺氧，导致人体窒息死亡，也就是我们俗称的"煤气中毒"，不过值得庆幸的是，PM 2.5里一氧化碳的含量所占比例极低，对人体的危害不大，而二氧化碳则更多的是造成温室效应的危害。

2. 硝酸盐、硫酸盐、铵盐、钠盐等

在PM 2.5中，存在很大一部分比例的化合物是硫酸盐、硝酸盐、铵盐、钠盐等细微颗粒，这些颗粒能直接进入并黏附在人体上下呼吸道和肺叶中，引起鼻炎、支气管炎等病症。长期处于这种环境下还会诱发肺癌。此外，PM 2.5中的这些化合物若在空气中遇见雨水会增加雨水的酸性，当雨水打到我们肌肤上就会侵蚀我们的肌肤。

3. 重金属元素

PM 2.5中含有很多重金属元素，如汞、铅、砷、镉等。这些重金属元素部分溶解于苯的有机物，形成脂肪烃、芳烃、多环芳烃和醇、酮、酸、脂等反应物，进入人体后可激活沉睡的癌细胞，使人易患上癌症。

在雾霾天气里外出，我们应该佩戴专业的防尘口罩，以减少有害物质对呼吸系统的侵袭。

不过，必须提醒的是，佩戴防尘口罩时长不宜过长，到室内应及时取下，如有呼吸困难、头晕目眩等情况发生，也应及时摘下防尘口罩，并将自己的症状及时告诉身边的人，谨防意外发生。

通常情况下，专业的防尘口罩由于透气性较差和佩戴者没有长期佩戴的习惯，从而使佩戴者容易产生缺氧的现象。因此，非专业人士佩戴防尘口罩不宜超过2小时，对于特殊人群（如儿童、老年人、孕妇、患有呼吸系统疾病和心血管疾病的人）来说，防尘口罩更是要谨慎佩戴，佩戴时间应相对缩短，以免引发其他的负面影响。

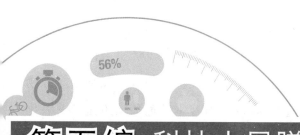

第五编 科技人员膳食指导

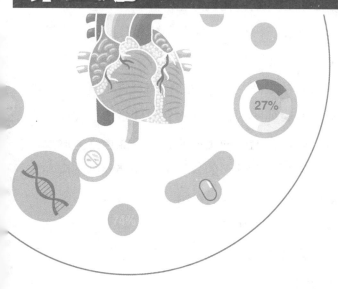

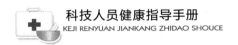

脑力劳动者的膳食指导

脑力劳动者一般肌肉活动少，主要从事脑力劳动。怎样通过食物营养提高大脑的劳动效率，这是每个脑力劳动者关心的问题。科学家研究发现，人脑的重量虽然只占人体重量的2%左右，但大脑消耗的能量却占全身消耗能量的20%。人体消耗的能量主要由膳食中的糖、脂肪和蛋白质提供。但人脑在利用能源物质上与其他器官不同，它主要依靠血液中的葡萄糖（血糖）氧化供给能量。大脑对血糖极为敏感，人脑每天大约需用116～145克的糖，当血糖浓度降低时，脑的耗氧量也下降，轻者感到头昏、疲倦，重者则会发生昏迷。因此，一定的血糖浓度对保证人脑复杂机能的完成是十分重要的。

蛋白质在大脑中含量最高。脑细胞在代谢过程中需要大量的蛋白质来补充更新。实验证明，食入不同含量的蛋白质食物对大脑活动有显著影响。增加食物中的蛋白质含量，能增强大脑皮层的兴奋和抑制作用，而且蛋白质中的核氨酸还能消除脑细胞在代谢中产生的氨的毒性，有保护大脑的作用。

脑力劳动者宜选用的食物如下。

（1）富含碳水化合物的食品：如大米、面粉、小米、玉米、红枣、桂圆、蜂蜜等。

（2）富含优质蛋白质的食物：如蛋类、乳类、鱼类、禽类、瘦肉及大豆类。

（3）富含不饱和脂肪酸的食物：如植物油、葵花子、南瓜子、花生、西瓜子、核桃、鱼、虾等。

（4）富含脑磷脂的食物：如猪脑、羊脑等。富含卵磷脂的食物主要存在于鸡蛋黄、鸭蛋黄、鹌鹑蛋黄、大豆及其制品中。

（5）富含维生素A的食物：如动物肝脏、乳类、蛋类及胡萝卜、韭菜、海带和木耳等。

（6）富含B族维生素的食物：谷类、豆类、核桃、芝麻、香菇、蔬菜、蛋类、奶类、瘦猪肉、脏腑类、酵母、鳝鱼等。

（7）富含维生素C的食物：鲜枣、猕猴桃、柑橘、柠檬、柚子、菜花、绿叶蔬菜、辣椒、西红柿等。

人脑所需要的脂类主要是脑磷脂和卵磷脂（其中含有不饱和脂肪酸），它们有补脑作用，能使人精力充沛，使工作和学习的持久力增强，对神经衰弱有较好的疗效。另外，科学家研究发现，人在长期从事紧张的脑力劳动时，机体可出现脂质代谢障碍，使血清胆固醇含量增高，引起高脂血症和肥胖症。紧张的神经活动还能增加机体对维生素C、尼克酸、B族维生素、维生素的需要量。总而言之，脑力劳动者的营养从其工作特点及其对营养素的需要看，应以补充脑组织活动的能源，构成脑细胞的磷脂或不饱和脂肪酸以及参与调节脑细胞兴奋或抑制的蛋白质、维生素A和微量元素等为重点。对辅助活动较少的，尤其是中年以上的脑力劳动者，由于热能摄取量较少，应特别注意保证有足够的优质蛋白质和维生素的摄入，减少纯糖、纯油脂食物的摄入量，增加蔬菜、水果的摄入量，科学安排一日三餐。

小贴士

鸡蛋应该怎么吃

我们经常吃的蛋类包括鸡蛋、鸭蛋、鹅蛋、鹌鹑蛋等。作为鸟类孕育下一代的卵，它们含有丰富的营养，备受人们喜欢。

蛋类的蛋白质含量为12%左右，其氨基酸构成与人体所需要的最接近，是天然食物中营养价值最高、最优质的蛋白质，超过肉类等其他食物。

蛋类脂肪含量为10%~15%，绝大部分脂肪都存在于蛋黄中，蛋清含脂肪很少。蛋黄的脂肪之所以很容易被消化吸收，是因为其所含的丰富的卵磷脂起到了乳化作用。蛋黄是磷脂的最好来源，磷脂有助于降低血液胆固醇，并促进脂溶性维生素，如维生素A、维生素D、维生素E的吸收和利用。

蛋类中维生素和微量元素的含量也很丰富，而且种类比较齐全，包括B族维生素、维生素A、维生素D、维生素E、维生素K和少量维生素C，以及铁、锌、硒、碘等微量元素。

蛋类虽然含有丰富的营养，但是并不是十全十美的，而且蛋黄中含有较多的饱和脂肪酸与胆固醇，二者对于心脑血管系统的害处是众所周知的。

胆固醇是一种广泛存在于动物性食物中的脂类化合物，在体内有一定的生理作用。如参与细胞膜构成；参与神经组织构成；合成某些激素（如性激素）和维生素D；形成胆汁中的胆盐；在肠道内乳化脂肪，促进脂肪消化。因而适量的胆固醇对人体是有益的。不过，摄入过多胆固醇则是有害的，可引起血脂异常（高胆固醇血症），尤其是胆固醇和饱和脂肪酸一起摄入的时候，使血脂升高的作用非常明显。

按照世界卫生组织的建议，每人每日膳食摄入的胆固醇不宜超过300毫克。一个中等大小的鸡蛋重约60克，胆固醇含量接近300毫克。所以《中国居民膳食指南2007》建议，每人每天摄入蛋类25~50克，大致相当于0.5~1个鸡蛋。

脑力劳动者怎样吃好每天三顿饭

一日三餐是保证身体健康的根本，但是一日三餐应该怎样吃才是最好的呢？

俗话说得好：早吃好，午吃饱，晚吃少。就能量分配来说，早餐应占30%、午餐40%、晚餐25%～30%，必要时上午、下午或晚上可吃一次零食（加餐）。

早餐。由于现在生活节奏变快和压力增大，很多人要么不吃早餐，要么马马虎虎随便应付。其实吃好早餐非常重要，一顿质量好的早餐，可以供给人体和大脑一天所需要的能量和营养素，使人精力充沛，思维活跃，工作和学习效率提高，记忆力增强，不吃早餐或吃得太少会使人没有精神，思维迟钝，记忆力下降，甚至会发生低血糖。

早餐内容应包括谷类（馒头、面包、面条等）、高蛋白类（蛋、奶、肉类、大豆制品等）和果蔬类（开胃小菜、炒菜或纯果蔬汁）三大类食物。在每一类食物中选一二种，就能搭配出高质量的早餐了。

有人早餐喜欢以粥、馒头和咸菜为主，它们主要提供碳水化合物，营养不够全面，缺少高蛋白食物和新鲜果蔬。还有人早餐以油饼、油条、桃酥等为主，不论是否再搭配豆浆或牛奶等高蛋白食物，这些油炸或高油的面食、点心都只宜少吃，多吃则对身体不利。

午餐。午餐是一日之正餐，这段时间人们的工作、学习等各种活动很多。且从午餐到晚餐要相隔5～6小时甚至更长的时间，所以午餐要供给充足的能量和营养素，谷类、肉类、蔬菜要搭配好。

午餐内容也应包括三大类食物。首先要有主食（谷类薯类及杂豆类），且粗细搭配。其次要有高蛋白食物，如鱼虾、肉类、蛋类和大豆制品。最后还要有蔬菜，且以深颜色（绿色、红色、黄色、紫色等）蔬菜为主。

晚餐。晚餐后人们的活动量比较少，吃得太多容易造成营养过剩，从而造成肥胖，还会影响睡眠，所以晚餐不宜吃得过多，只宜七八分饱。

与早餐和午餐一样，晚餐也要注意各种食物互相搭配，有主食，有高蛋白食物，还要有蔬菜。但整体而言，晚餐宜清淡些，少吃肥甘厚味，选低脂肪、低能量的食物，如鱼虾、大豆制品、瘦肉等，烹调方法更要少油、少盐。

加餐（零食）。不论是孩子还是成人，适时、适量和适当的加餐都是有益健康的好习惯。科技人员可根据自己三餐的时间，选择在上午或下午（尽量不在晚上）加餐。

加餐以水果、酸奶、牛奶、豆浆、坚果、烤地瓜等既简便、富含营养，又清淡少油少盐低脂肪的食物为宜，不宜选用饼干、蛋黄派、酥饼、薯条、炸鸡块、火腿肠、方便面等高脂肪高能量的食物。

是否加餐要结合个人的体重和进食总量决定。体重超标的人应避免加餐，三餐总进食量较多的人也没必要再加餐。喜欢吃零食（加餐）的人要减少正餐的进食量（消瘦者例外）。

小贴士

豆类及豆制品对脑力劳动者有益

豆类泛指所有产生豆荚的豆科植物。豆类的品种很多，主要有大豆、蚕豆、绿豆、豌豆、赤豆、黑豆等。

根据豆类的营养特点可将它们分为两大类。一类是高蛋白质、高脂肪的豆类，如黄大豆（黄豆）、黑大豆等。另一类则以碳水化合物含量高为特征，如绿豆、赤豆、蚕豆、扁豆、刀豆等。两大类营养价值迥异，前者能提供较多优质蛋白质和钙，经常与肉类或者奶类相提并论，而后者主要提供碳水化合物，在膳食宝塔中与粮食并列，或可视为粗粮的一种。

豆类及豆制品含蛋白质很高，一般为20%~40%，以大豆含量最高，其营养价值接近于动物性蛋白质，是最好的植物蛋白。根据计算，1斤（1斤=500克）黄豆蛋白质的含量相当于2斤多瘦猪肉或3斤鸡蛋或12斤牛奶，因此黄豆也被人们称为"植物肉"。

豆类及豆制品的蛋白质不仅含量高，而且质量也好。豆类蛋白质的组成与动物蛋白质相似；谷类食物中较为缺乏的赖氨酸在豆类中含量丰富。因此豆类及豆制品宜与谷类混配食用。

大豆异黄酮是黄酮类化合物的一种，又称植物雌激素，能够弥补35岁以后女性（特别是更年期女性）雌性激素分泌不足的缺陷，可以改善皮肤水分及弹性状况，缓解更年期综合征，改善骨质疏松，使女性保持青春魅力。

除蛋白质和大豆异黄酮外，大豆还提供卵磷脂、膳食纤维、低聚糖、皂苷、甾醇等具有保健价值的成分，有助于防治高血压、血脂异常、高血糖等心脑血管疾病以及有抗癌作用，多食对脑力劳动者有益。

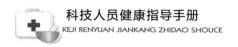

主食、副食怎样吃

主食作为一日三餐中最重要的组成部分，也是日常餐桌中最普通的食物。在我国，南方多以米饭和粥类为主食，北方则多以馒头面食为主食，有些地方也将薯类作为主食的一部分。主食是人每日所需能量的主要来源，是碳水化合物特别是淀粉的主要摄入源，在中国居民平衡膳食宝塔中，主食位于宝塔的底座，占了食物（能量）比例的50%~60%，如果膳食中主食过少（每天少于300克）是对人体健康有危害的。首先，会造成血糖水平低于正常值，进而体力不强、精力不佳，影响大脑功能正常运作。其次，内糖类和B族维生素不足时，体内脂肪代谢不完全，会使血液中积聚有毒的废物，造成恶心、疲劳以及损害脑部健康。

主食的摄入应该遵循"五高一低"的原则。

1. 五高

是指高纤维、高维生素、高蛋白、高微量元素、高酸碱中和性。

（1）选择高膳食纤维的主食。高膳食纤维可有效缓解和预防便秘，减少结肠癌的发病率。

（2）选择维生素含量高的主食。维生素E、B族维生素、β胡萝卜素等能使体内环境平衡，起到积极的抗衰老作用。

（3）选择蛋白质、氨基酸比例高的主食。这类食物营养丰富、均衡，其营养效果远远超过精米白面，可起到营养互补的作用，是儿童、老年人的最佳主食。

（4）选择微量元素含量高的主食。这类主食可为人体提供丰富的铁、钙、磷、硒、锌等。

（5）选择碱酸中和性高的主食。它的偏碱性可中和人体酸性环境，缓解疲劳、增强体能，通过清除垃圾、保留水分，发挥良好的美容效果。

2. 一低

是指热量，即选择热量低的主食。杂粮相对体积大，在肠胃中滞留时间长，可产生胀感，是糖尿病、高脂血症和减肥者的最佳首选主食。

副食能给人体提供丰富的蛋白质、脂肪、维生素和无机盐等营养物质，对人体健康有重要的作用。副食的种类很多，如肉类、蛋类、奶类、禽类、鱼类、豆类和蔬菜等。其营养作用也各有长短，如肉类等动物性食品和豆类富含蛋白质和脂肪，缺少维生素和无机盐，尤其是不含维生素C。蔬菜中含有极少量蛋白质，但富含维生素和无机盐，有的蔬菜含有丰富的维生素C。如果把各类副食品搭配食用，能互相取长补短，人体就可以获得较为全面的营养素。

副食除了在搭配方面要注意外，合理的烹调也非常重要，这样可减少副食中营养的损失。

（1）洗菜时要先洗后切，下锅前尽量浸泡于水中，洗切与烹调的间隔时间要短。为了洗净附着在蔬菜表面的农药和寄生虫卵，可用流水冲洗。大片的菜叶可以一片一片掰下来洗，也可以用淘米水洗，这是一个减少农药的好方法。淘米水属于酸性，农药遇到酸性的物质就会失去毒性。蔬菜在淘米水中浸泡10分钟左右，再用清水洗，能有效地降低菜心残留的农药成分。

（2）炒菜时要急火快炒，即用高温短时间炒，可以减少维生素C的损失。入锅炒的东西，炒菜加盐会使菜里的水分流出，伴随一部分水溶性营养物的流失。汤里加盐，则可以减少食物中营养物的流失。如果是想吃口感偏脆的菜品，放盐一般要等到菜八成熟后再放，如果是肉类食物或是让菜炒得老一点，就要提早放盐。

（3）对某些涩味很重的蔬菜，可用水焯法去除涩味。焯菜时应用沸水，短时间焯，不要用温水长时间焯。这样既可使维生素少受损失，又去掉了草酸的涩味。做汤菜时，要在水沸后，再加入青菜。

（4）烧菜时不宜煮得过久。青菜中的维生素D、维生素B_1都怕热、怕煮。据测定，大火快炒的菜，维生素C的损失仅为17%。若炒后再焖，菜里的维生素C损失可达59%。所以烧菜要用旺火，这样烧出来的菜，不仅色美味好，而且菜里的营养损失也少。烧菜时加少许醋，有利于蔬菜中维生素的保存。有些蔬菜，如黄瓜、番茄等，最好生拌吃。

（5）挂糊油炸是保护食物中营养素、增强滋味的一种好方法。挂糊就是炸前在原料表面上裹一层淀粉或面粉调制的糊，它可使原料不与热油直接接触，从而使蛋白质和维生素得到充分的保护。

（6）肉、禽、鱼等动物类食品的烹调方法主要有蒸、煮、炖、炸、烤、炒等。肉在蒸、煮、炖的过程中，肉汁的逸出可达50%。蒸熟的食物，其原有的分子结构破坏较少，保留了食物原有的蛋白质、纤维素等营养成分。蒸的烂，比煎、炒、烹炸的菜肴更加容易消化，对肠胃系统非常好，如食品原料中富含油脂（如肉类等），还会随着蒸汽的温润逐渐把多余的油脂释放出来，降低油腻度。这种烹调方式适合各类生理需求的人群，因其对食物中营养素的破坏极低，人体摄入营养素的比例高。

（7）炒肉对肉类营养素的影响较小。炒肉时如果加少许淀粉拌匀，蛋白质和维生素的破坏就更小了。除用淀粉外，还可用面粉、豆粉。炸排骨、烧鱼时，可加入少量醋以促进骨中钙的溶出，增加钙的吸收和利用，如糖醋黄鱼、松子黄鱼等。

小贴士

少吃盐有益健康

食盐是人类饮食中必不可少的调味品，是人体所需钠的主要来源。钠元素是人体内不可缺少的一种矿物质，普通成年人体内含钠70~100克，存在于各种组织器官内，是维持人体内环境稳定及水电解质平衡、酸碱平衡、正常血压以及各个器官细胞功能和神经、肌肉兴奋性的重要物质。当处于严重腹泻、失血、大量出汗等情况，或者在食物极度缺盐的时候，人体会因为缺钠而发生明显衰弱、乏力，甚至虚脱、休克，危及生命。

在我们生活中，缺盐（钠）极少发生，而过量摄入食盐（钠）却非常普遍。

长期摄入高盐（钠）饮食会诱发高血压病，还会增加胃癌的发病风险。高盐饮食与骨质疏松、哮喘、肾疾病等密切相关。

控制食盐的摄入量，避免摄入过量的食盐（钠）是重要的健康促进措施。2006年世界卫生组织建议每人每天摄盐量应该控制在5克以下，考虑到中国居民食盐摄入量普遍较高的实际情况，《中国居民膳食指南2007》建议，成年人每天食盐摄入量不超过6克。

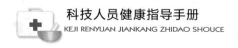

蔬菜、水果怎么吃

蔬菜作为餐桌上必不可少的食物，是我国传统膳食的重要组成部分，是维持膳食平衡、避免热量过剩的重要食物。蔬菜是人体维生素和无机盐的主要来源，它含有丰富的纤维素和一定数量的有机酸，对促进胃肠蠕动以及消化腺的分泌具有重要作用，蔬菜还能促进胆酸排泄，降低血清胆固醇的浓度。

一般来说，可以将蔬菜分为以下五大类。

1. 叶菜类

叶菜类蔬菜含有丰富的维生素C和核黄素等人体所需维生素，含有较多的叶酸和胆碱，膳食纤维含量很丰富。其中以油菜、苋菜、菠菜和韭菜等含量最丰富。叶菜类也是铁、钙、磷等矿物质类的宝库，含铁量丰富。叶菜类可作为贫血患者、孕妇和乳母的重要食品。芹菜、油菜等含钙也较高。白菜被誉为"百菜之王"，比起苹果，白菜中钙和维生素C含量要高5倍，核黄素含量高3~4倍。

2. 根茎类

根茎类蔬菜的营养价值各异，如土豆、山药、芋头和藕中淀粉含量较高。土豆和芋头中含有较多的蛋白质和维生素。胡萝卜中含有丰富的胡萝卜素，用油烹炒后更有益于吸收。萝卜素有"十月萝卜小人参"的美誉，具有通气行气、健胃消食、解毒散淤的功能。

洋葱具有降压、降血脂、降胆固醇的功能，被西方人称作"菜中皇后"。土豆有"地下苹果"之称，具有预防神疲乏力、筋骨损伤、心脏病、关节肿痛等疾病的功效。

3. 瓜茄类

瓜茄类蔬菜的营养价值也不一般，其中辣椒、番茄、黄瓜等的胡萝卜素和维生素C含量高。番茄含有有机酸，能保护维生素C不被破坏，番茄红素具有防癌功效；黄瓜所含热量和脂肪低，具有美白减肥、降低胆固醇的作用；茄子所含的维生素E为瓜茄类蔬菜之首，具有降低胆固醇、治疗热毒疮疡和皮肤溃烂的独特功效。苦瓜中含有类似胰岛素的物质，是糖尿病患者的理想蔬菜。

4. 鲜豆类

鲜豆类蔬菜包括扁豆、毛豆等，其中蛋白质、糖类、硫胺素、钙、磷、铁的含量均比其他蔬菜高，蛋白质的质量也较谷类更好。鲜豆类的铁也易被人体吸收利用。

5. 食用菌

食用菌包括各种菇类，如香菇、栗蘑、松茸、牛肝菌、灵芝、银耳等。它们所含脂肪少，维生素C含量不高，但核黄素、尼克酸和泛酸等B族维生素含量较高，含有丰富的矿物质，尤其是钾、铁、锰和锌。食用菌含有丰富的多糖，这些多糖在调节免疫力、降血脂方面具有保健功能，具有抗癌保健的功效。

食用蔬菜要注意以下几个问题。

1. 足量摄入

近年来世界各国的膳食指南都强调，增加蔬菜和水果的摄入种类及数量。《中国居民膳食指南2007》建议，成年人每天吃蔬菜300~500克，而且深色蔬菜（包括绿叶蔬菜、红黄颜色蔬菜、紫色蔬菜等）要占50%。一般来说，蔬菜水果的颜色越深则营养价值越高。

2. 减少营养素损失

蔬菜中很多维生素和矿物质都是水溶性的，所以很容易在加

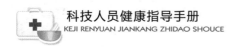

工烹调过程中流失，因此要采取措施尽量减少营养素损失。

减少营养素损失可以按照以下方式操作。

（1）先洗再切，以免营养物质从切口处大量流失。

（2）急火快炒。温度越高，加热时间越长，对维生素的破坏就越大，急火快炒可以减少水分渗出，有利于保留更多维生素。有实验表明，蔬菜煮3分钟，维生素C损失5%，煮10分钟，维生素C损失达30%。

（3）现吃现做。炒好的菜放置的时间越长，被破坏的维生素就越多，而且剩菜在再次加热的时候，维生素还会再次损失，同时还会产生亚硝酸盐，对健康不利。

（4）勾芡，即炒菜出锅前，调入少量水淀粉。勾芡的目的是使汤汁粘在蔬菜上，可以避免浪费溶入汤中的维生素和矿物质，对于维生素C也有一定的保护作用。不过因为菜汤中还有盐、油脂以及各种调味品，所以也要视情况而定。

（5）适量加醋。维生素C等大部分维生素在酸性条件下比较稳定，不容易被破坏。而且醋可以促进钙、铁等矿物质的吸收。

（6）生吃蔬菜。任何加热的烹饪方法都会损失营养，所以能生吃的蔬菜就尽可能生吃，如蔬菜沙拉、蘸酱菜或凉拌菜。

3. 提防亚硝酸盐

蔬菜在生长过程中会积累一定量的硝酸盐，硝酸盐在一定条件下很容易转化成亚硝酸盐。而亚硝酸盐在一定条件下（比如在胃里）进一步与蛋白质分解产物合成亚硝胺，亚硝胺则具有一定的致癌作用。为了减少致癌物亚硝胺产生，应尽量少吃或不吃腌制的蔬菜（如酸菜、咸菜）、长时间储存（不新鲜）的蔬菜、缺乏水分的蔬菜（如春季野菜）等。值得注意的是，长时间浸泡蔬菜（超过30分钟）会使蔬菜中亚硝酸盐的含量增加。

剩菜如果存放时间过长，或温度较高，亚硝酸盐含量也会大增，故应少吃剩菜。非吃不可时（比如带饭盒上班族），要避免用筷子翻动（预留出来）；要用保鲜盒盛装之后再放入冰箱；要尽量缩短存放时间，尤其是绿叶蔬菜或其他叶菜菜肴。

经常吃剩菜不是好习惯，但有人说吃剩菜致癌未免夸大，只要掌握合理存放的时间、温度，剩菜还是可以吃的。

4.烹调蔬菜要注意控制油量和盐量

用油脂烹调蔬菜本来是有益的，可以促进脂溶性营养物质的吸收，但如果放太多油脂，就得不偿失了，过多的油脂会导致人体发胖，并与心脑血管疾病、糖尿病、脂肪肝等常见慢性病发病有关。餐桌上一定要有一些"无油"菜肴，如凉拌菜、蘸酱菜、蒸菜等。

与油脂一样，食盐也是需要控制的，过多的食盐会导致高血压病。烹调蔬菜要少放盐，凸显蔬菜本身的味道，而不是咸味。芹菜、茼蒿、茴香等蔬菜本身咸味较重（钠含量较多），不用放盐；油菜、白菜、萝卜、菠菜等也含有少量钠，可以少放盐。

5.正确对待反季节蔬菜

反季节蔬菜虽然丰富了我们的餐桌，但与时令蔬菜相比，反季节蔬菜的营养品质比较低，所以正确的做法是优先选择时令蔬菜，在缺乏应季蔬菜的时候，再吃反季节蔬菜。

水果的营养特点和健康效应与蔬菜类似，主要提供维生素C、β-胡萝卜素、B族维生素、钾、钙、镁、膳食纤维和植物化学

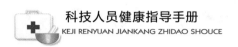
成分，但味道甜美，深受人们的喜爱，并经常与蔬菜相提并论。

水果的颜色主要决定于叶绿素、类胡萝卜素、花青素等天然色素类物质。这些色素都属于植物化学物质，对健康大有裨益。一般来说，水果果肉颜色越深，营养价值越大。因此在多样化的前提下，应尽量优先选择深颜色的水果，如葡萄、蓝莓、桑葚、西瓜、柑橘、芒果、猕猴桃、草莓、石榴等。

吃水果有讲究。正确食用水果，才能更好地摄入人体所需的维生素、无机盐和膳食纤维，又不对身体造成不良影响。

1. 吃水果的时间

吃水果的时间一直以来都众说纷纭，所以很多人觉得迷茫，但实际上水果任何时间都可以吃，不论上午、下午还是晚上，也不论饭前、饭后还是饭中，只要自己不会觉得肠胃不适就可以吃。不过，从减少能量摄入，控制体重避免发胖的角度，一般认为饭前吃水果最佳。

2. 水果和果汁

虽然说果汁也是由水果压榨过滤而成的，但是在此过程中，水果的可溶成分进入果汁，不溶物质则随渣过滤了，所以果汁中基本不含有膳食纤维。膳食纤维是水果中最重要的营养成分之一，对维持肠道功能、促进肠蠕动、防治便秘、降低胆固醇、抗癌均有一定作用。与此同时，其他营养素也有一定的损失。因此，即便是纯果汁，营养也不如新鲜水果。但是对于牙齿不好的婴幼儿和老人，还有某些进食困难的患者，家庭自制的鲜榨果汁还是值得推荐的。

在家庭自制果汁时也要注意，要尽量早点饮用完，密封起来放在冰箱里最多存放1天。另外，变色的果汁并不是坏了，只是其中的多酚类物质因为气化而变色，抗氧化能力变低而已。

3. 水果制品和新鲜水果

罐头、果干、果脯、蜜饯等水果制品不但营养成分有所下降，而且加入了糖、防腐剂、色素等，因此从健康安全的角度出发，尽量选择新鲜的水果。只有在水果携带、摄入不方便，或者摄入不足的时候，才用水果制品进行补充。

4. 烂水果不要吃

新鲜的水果很容易腐败变质，被真菌污染，食用后会危害健康。有些人舍不得丢弃，将腐烂的部分切掉然后吃剩余的部分，但这并不保险，因为在腐烂部位周围看起来尚好的果肉中，也可能存在有害物质。因此，当腐烂变质部位不超过整个水果1/3时，应去掉1/2后食用；当腐烂变质部位超过整个水果1/3时，则整个水果均不可食用。

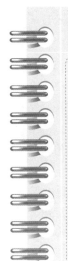

小贴士

烹饪油的适用方法

烹饪油也被称为食用油，包括植物油和动物油，一般常见的植物油有豆油、花生油、玉米油、菜籽油、橄榄油和各种调和油等，而动物油主要是猪油、黄油等。不管是植物油还是动物油，主要的成分都是脂肪（甘油三酯）。

动物油含脂肪90%左右，以饱和脂肪酸为主，并且含有胆固醇。植物油含脂肪99%以上，以不饱和脂肪酸为主，不含胆固醇，并且含有较多的维生素E。总体来说，植物油的营养价值要高于动物油。

烹饪油虽然有一定的营养价值和作用，但是过量摄入害处很大。过多脂肪摄入，可造成热量过剩，导致肥胖，进而与血脂异

小贴士

常、高血压病、冠心病、动脉粥样硬化、脑卒中、糖尿病、脂肪肝、胆囊炎、胰腺炎等常见慢性病发病有关。过量摄入不饱和脂肪酸还会加速衰老，促进某些癌症的发生，所以《中国居民膳食指南2007》建议，每人每天烹饪油的用量不要超过30克，且应以植物油为主，少吃或不吃动物油。

烹饪油（食用油）应该多样化，因为每种油脂的营养特点有所不同，特别是脂肪酸组成差别较大。烹饪油多样化有助于脂肪酸均衡和获得更全面的营养物质。在中国城市居民现有饮食习惯（以豆油、花生油、菜籽油或玉米油为主）的基础上，应适量选用"好"油，少吃"坏"油。

好油主要指油茶籽油（茶油）、橄榄油、亚麻油、紫苏油等。油茶籽油和橄榄油中单不饱和脂肪酸——油酸比例很高，油酸能降低总胆固醇、低密度脂蛋白胆固醇（LDL）、甘油本酯，提升高密度脂蛋白胆固醇（HDL），防治血脂异常和动脉粥样硬化。原卫生部2008年制订的《血脂异常与心肌梗死和脑血栓防治知识宣传要点》就曾推荐这两种食用油。

亚麻油和紫苏油的成分以亚麻酸为主。亚麻酸能调节血脂，还能与来自豆油、花生油、玉米油、葵花籽油等大多数植物油的亚油酸互相平衡，发挥免疫调节、抗炎、抗凝血、调节血压、抑制肿瘤等作用。

此外，芝麻油、核桃油等所谓"小品种油"具有较高的营养价值，也属于"好"油。

坏油指那些营养价值较低，且含有较多饱和脂肪酸、反式脂肪酸、胆固醇等不利成分的食用油，主要包括氢化油、起酥油、猪油、黄油、棕榈油、椰子油等，这些油脂广泛用于加工食品。

如何饮水、饮茶

对于人的生命和健康而言，如果说空气是第一重要的话，那么水就是第二重要的。很多人认为，食物对于生存是最重要的，但实际上，水是仅次于氧气的重要物质。

在成人体内，60%的质量是水，儿童体内水的含量更大，达到近80%。一个人如果不吃饭，仅依靠自己体内储存的营养物质或消耗自体组织，可以活上1个月。但是如果不喝水，连1周也很难度过。体内失水10%就会威胁健康，如失水20%，就有生命危险。

《中国居民膳食指南2007》明确指出，"要主动喝水，不要感到口渴的时候再喝水"，建议"普通成年人每天最少饮水1 200毫升（6杯）"。这只是一个最低限，实际饮水量比这个数值多，可达到2 000毫升。在天气比较热、出汗、户外工作、户外活动时间长、运动量大等情况下，都应该加大饮水量。

不过每天的实际情况往往有很大的变化，所以一般来说，在早上起床之后，第一次排的尿常为黄色，应该喝水使尿液颜色变淡，直至排出澄清透明基本无色的尿液，则表明饮水量适合。

茶是世界三大饮料之一，我国的饮茶历史至少可以追溯到3000多年前，而前人早就有饮茶可以健身的记载。

茶叶中的营养素包括蛋白质、脂肪、糖类、多种维生素和矿物质。不过能溶于茶水中的营养素并不多。茶的真正价值不在于这些营养素，而在于其所含的大量植物化学物质，如茶多酚、茶色素、茶氨酸、生物碱（如咖啡因）、芳香物质、皂苷等。

茶叶含有咖啡因，所以睡眠质量不好的人和容易失眠的人睡觉前不适合饮茶。咖啡因能促进胃酸分泌，增加胃酸浓度，所以胃溃疡患者喝茶会加重病情。

因为茶叶中所含的茶碱和鞣酸会抑制人体对铁和蛋白质的吸收，所以营养不良、明显消瘦的人也不适合多饮茶。同理，儿童、孕妇、乳母、缺铁性贫血患者或有贫血倾向的人均不宜饮茶，尤其不宜饮浓茶。

因为茶叶苦寒，所以最好是喝热茶，喝冷茶会伤及脾胃。而且茶会加重便秘，所以便秘的人也不要喝茶。

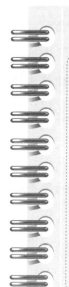

小贴士

水果榨汁后营养减半

有人认为水果榨成汁更利于营养吸收，尤其是图省事的人喜欢喝鲜榨汁。实际上，水果榨成汁，并没有新鲜水果营养高。

当水果压榨成果汁时，果肉和果皮都没了，会使维生素C和粗纤维也大大减少。水果皮中的纤维可以预防糖尿病、心血管疾病，还能刺激肠道蠕动和促进排便，所以提倡水果连皮吃。

此外，吃水果会产生饱腹感，而果汁失去了咀嚼过程，让人不知不觉喝下了大量的热量。牙齿不好、咀嚼有困难或是偏爱果汁口感的人，应该尽量选择那种能保留榨汁后果肉的机器，喝完果汁将沉淀下来的果肉一起吃下，避免让纤维素白白流失掉。

咖啡的健康喝法

咖啡，是一种非常美妙的饮品。适量地喝好处很多，咖啡能提神，还可以促进机体的代谢，饭后喝一杯咖啡对消化系统也很有帮助。咖啡的烟碱酸含有维生素B，烘焙后的咖啡豆含量更高，并且有游离脂肪酸、咖啡因、单宁酸等。一日喝含咖啡因200毫克的咖啡可预防胆结石。对于含咖啡因的咖啡，能刺激胆囊收缩，并减少胆汁内容易形成胆结石的胆固醇。最新美国哈佛大学研究人员发现，每天喝含咖啡因200毫克咖啡的男性，患胆结石的几率低于40%。但咖啡多喝无益应适量，应掌握正确的饮用方法。

（1）不要使用咖啡伴侣。咖啡伴侣的配料里含有大量"植脂末"和食品添加剂，会对人体产生不良影响。可以在咖啡中直接加入热的全脂牛奶和适量糖，这样不仅口味香浓，营养价值也更高。

（2）不要加入太多糖。咖啡中的咖啡因能让人兴奋，从而促进热量的燃烧，起到减肥的作用。但喝咖啡时，如果加入大量的糖会带来不少的能量，所以咖啡因帮助机体燃烧的那点热量就微不足道了。因此，要防止摄入过多的热量，最好在喝咖啡时少放糖。

（3）把握量和时间。每天以不超过200毫克为宜，如果长期过量饮用咖啡，可能会使机体过于兴奋，甚至会造成神经过敏。喝咖啡最好在早餐及午餐后，因为这样可以促进肠胃的蠕动，帮助消化，还可以分解摄入的高热量、高脂食物。最好不要在晚餐后喝咖啡，以防对睡眠造成影响。

另外，还需要注意的是：肝病患者、消化系统疾病患者、儿童和孕妇禁喝咖啡。饮酒之后也不宜喝咖啡，否则会加重酒精对人体的损害，其损害作用甚至会超过单纯喝酒的许多倍。

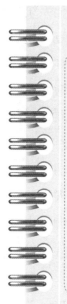

小贴士

畸形草莓不要吃

　　草莓含有丰富的维生素和矿物质，还含有葡萄糖、果糖、柠檬酸、苹果酸等，对儿童的生长发育有很好的促进作用，对老年人的健康亦很有益。

　　正常生长的草莓外观呈心形，但有些草莓色鲜个大，颗粒上有畸形凸起，咬开后中间有空心。这种畸形草莓往往是在种植过程中滥用激素造成的，长期大量食用这样的果实，有可能损害人体健康。特别是孕妇和儿童，不能食用畸形草莓。同时，草莓在生长过程中容易受到泥土和细菌的污染，入口前一定要把草莓清洗干净。

适量饮酒有助健康

　　酒类的主要成分是酒精（乙醇），酒精可以为人体提供比较多的热量，每克酒精可以产生29千焦（7千卡）热量，与脂肪比较接近。但是与脂肪不同，酒精只有热能，没有任何营养作用，所以在营养学上称之为"空热"。

　　白酒、啤酒和葡萄酒等都含有数量不等的酒精，其中很多人都喜欢的白酒基本不提供营养素，几乎没有任何营养价值。啤酒则含有较多糖类和少量B族维生素、矿物质等，有一定的营养价值，但是因为含有更多的热量，所以更容易使人发胖。葡萄酒，尤其是红葡萄酒的成分比较复杂，不但含有氨基酸、糖类、B族维生素和矿物质，还含有白藜芦醇、原花青素等植物化学成分，既有一定的营养价值，又有一些保健作用。

医学上已经证明，适量饮酒可以对人体产生真正的健康功效，比如降低胆固醇、强化智能、激发灵感等。适度饮酒即少量饮酒，是指男性每天饮酒不超过36毫升（约30克）酒精（女性减半）。大约相当于700毫升啤酒（酒精含量5%），或300毫升葡萄酒（酒精含量12%），或90毫升低度白酒（酒精含量40%）。下面我们来看看适量饮酒对人体有哪些好处。

1.降低有害胆固醇

营养学家和医学家都曾对"法国悖论"迷惑不解：法国人明明吃那么多高饱和脂肪的食物，但他们患冠心病的概率却那么低。这到底是为什么呢？后来，研究人员发现，"法国悖论"的产生主要归功于红葡萄酒。红葡萄酒是法国人日常饮食中不可缺少的，它可以减少有害胆固醇，预防血栓，从而降低冠心病的患病率。为了达到这样的效果，女人每天应该喝一杯葡萄酒（100～150毫升），而男人可以喝两杯（200～250毫升左右）。

2.预防糖尿病

最新研究发现，对女人来说，酒精可以激发人体产生胰岛素，从而预防因血糖突然升高而导致的Ⅱ型糖尿病。不过，还需要进一步研究才能确定到底多少量的酒精才能产生这样的效果。

3.激发大脑智能

葡萄酒可以提高人体有益胆固醇的含量，从而让血液更通畅地流向大脑。研究人员相信，适量饮酒或许可以扩大大脑的血管，提高血流量，抗击与痴呆症相关的有毒蛋白质。另外，酒精可以让脑细胞产生可控性压力，从而帮助它们更好地处理可能导致痴呆症的强大压力。

4. 预防胆结石

胆结石的主要构成成分之一就是胆固醇。葡萄酒中的抗氧化物可以提高人体（包括胆囊）里的有益胆固醇含量，减少有害胆固醇，从而预防胆结石的产生。

5. 控制体重

实践证明，长期适量饮酒（男人每天2杯，女人1杯）之后，人体可以有效地代谢酒精，不会引起体重增加。如果每周喝5～7杯酒，可以有效帮助减少吃零食和宵夜的次数，防止进食过量。比如，一杯淡味啤酒就可以让你的肠胃产生饱足感，控制食欲，但又不会带来过高的卡路里。

6. 预防肿瘤

红葡萄酒中的白藜芦醇具有强大的健康功效，可以预防脂肪积累，降低胰岛素抗性，预防糖尿病。一些研究人员相信，白藜芦醇可以通过抑制肿瘤血管的生长来达到预防和治疗肿瘤的效果。它甚至还可以通过阻隔雌性激素的生长效应来抑制乳腺癌细胞的生长。

7. 强化骨骼

早上喝麦片粥的时候，一般人都喜欢加点牛奶进去。不过，你也可以用艾尔淡啤（Pale Ale）来代替牛奶。很多啤酒，尤其是艾尔淡啤，包含大量的硅元素。啤酒中的硅元素跟牛奶中的钙元素一样，都可以强化骨质密度，预防骨质疏松症。美国塔夫斯大学的研究发现，每天适量喝点啤酒或葡萄酒的人，不管男女，都比那些不喝的人具有更高的骨质密度。

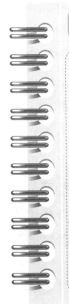

小贴士

萝卜分段吃营养大不同

第一段从萝卜的顶部开始到3～5厘米处，此段含维生素C最多，但质地有些硬，宜于切丝或切条，快速爆炒。也可以切丝煮汤，或用于做馅，味道极佳。

第二段是萝卜的中间部分，此段含维生素C也比较多，而且含糖量较多，质地较脆软，可切丁做沙拉，或切丝用糖、醋拌凉菜，炒食也很可口。

第三段是从萝卜的中间到尾部的一段，这一段有较多的淀粉酶和芥子油一类的物质，有些辛辣味，可帮助消化，增进食欲，可用来腌拌。若削皮生吃，是糖尿病患者用以代替水果的上选。做菜可炖块、炒丝、烧汤。

十类对人体有害的食品

1.油炸食品

油炸食品能量高，经常进食易导致肥胖；其含有较高的油脂和氧化物质，是导致高脂血症和冠心病的最危险食品；在油炸过程中，可能产生一定量的致癌物质。已有研究表明，常吃油炸食物的人，某些癌症的发病率远远高于不吃或极少进食油炸食物的人群。

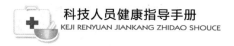

2. 罐头类食品

不论是水果类罐头，还是肉类罐头，其中的营养素都遭到了相当的破坏，特别是各类维生素几乎被破坏殆尽，营养价值大幅度"缩水"。此外，很多水果类罐头含有较高的糖分，并以液体为载体被摄入体内，使糖分的吸收率因之而大为增高，可在进食后短时间内导致血糖大幅攀升，胰腺负荷明显加重。同时，由于其能量较高，有导致肥胖之嫌。

3. 腌制食品

食品在腌制过程中，需要大量放盐，这就导致此类食物钠盐含量超标，造成经常进食腌制食品者肾脏的负担加重，患高血压病的风险增高。此外，食品在腌制过程中可产生一定量的亚硝酸盐，具有致癌的潜在风险，由于高浓度的盐分可严重损害胃肠道黏膜，故常进食腌制食品者，其胃肠炎症和溃疡的发病率较高。

4. 加工的肉类食品

这类食物含有一定量的亚硝酸盐，故可能有致癌的潜在风险。而且，火腿等制品大多为高钠食品，大量进食可导致盐分摄入过多，造成血压波动及肾功能损害。

5. 肥肉和动物内脏

肥肉和动物内脏虽然含有一定量的维生素和矿物质，但肥肉和动物内脏类食物所含有的大量的饱和脂肪及胆固醇，已经被确定为导致心脏病的最重要的两类膳食因素。现已明确，长期大量进食动物内脏类食物可大幅度地增高患心血管疾病和恶性肿瘤（如结肠癌、乳腺癌）的风险。

6. 奶油制品

奶油能量密度很高，但营养素含量并不丰富，主要为脂肪和糖。常吃奶油类制品可导致体重增加，甚至出现血糖和血脂升高。饭前食用奶油蛋糕等，还会使食欲降低。高脂肪和高糖成分常常影响胃肠排空，甚至导致胃食管反流。很多人在空腹进食奶油制品后会出现反酸、烧心等症状。

7. 方便面

方便面属于高盐、高脂、低维生素、低矿物质的一类食物。一方面，因其盐分含量高增加了肾负荷，可升高血压；另一方面，方便面含有一定量的人造脂肪（反式脂肪），对心血管有相当大的负面影响。加之含有防腐剂和香精，可能对肝脏等有潜在的不利影响。

8. 烧烤类食品

烧烤类食品含有强致癌物质3，4-苯并芘。仅此一条，足以警示人们对烧烤类食品"退避三舍"。

9. 冷冻甜点

冷冻甜点包括冰激凌、冰棍、雪糕等。这类食品有三大问题：因含有较高的奶油，易导致肥胖；因高糖，可降低食欲；还可能因为食物温度低而刺激肠道。

10. 果脯、话梅和蜜饯类食物

此类食物含有的亚硝酸盐，在人体内可结合胺形成潜在的致癌物质亚硝酸胺；其含有的香精等添加剂可能损害肝脏等脏器；其含有的较高盐分可能导致血压升高和肾脏负担加重。

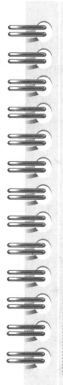

小贴士

绿色食品的鉴别方法

绿色食品是指在生态环境质量符合规定标准的产地、生产过程中允许限量使用限定的化学物质的食品。目前带有绿色食品标志的食品品种繁多，既有粮、油、奶、蛋、蔬菜、水果等初级农副产品，又有经过深加工的各种食品商品。

绿色食品共有两种分类方法：一是按产品级别分为初级产品、初级加工产品和深加工产品；二是按产品类别分为农林产品及加工品、畜禽类产品、水产品等。按照要求，绿色食品必须在包装上印制绿色食品标志和文字等。识别许可证的方法是，编号前两位英文字母是绿色食品的标志代码，后面数码代表产品分类、批准年度、批准月份、省份国别、产品序号，最后一位字母则代表产品分级。

专家指出，是否是绿色食品，不要只看食品颜色，更不能轻信广告宣传。绿色食品是指经过专门机构认定，并允许使用绿色食品标志，安全优质的食用农产品及加工品。因此，关键是看它有无绿色食品认证标志。

"洋快餐"对人体的危害

在许多人的心目中，各种风味不同的洋快餐是开心的代名词，是令人垂涎欲滴的美味，但营养学家却给洋快餐起了个绰号——"垃圾食品"。大量的研究表明，发达国家多种"富贵病"祸患长期危害的根源在于洋快餐的高热量、高脂肪、高蛋白的"三高"。"洋快餐"虽然方便，但危害却不容忽视。

1. 损害智力

高脂肪的"洋快餐"如果经常食用的话会严重损害幼儿正在

发育的神经系统，同时还会对其大脑造成永久性的伤害。

2. 导致肥胖和性早熟

很多人在日常的生活中经常会用汉堡包、炸薯条等洋快餐来代替一日三餐，这是非常不健康的饮食习惯，研究发现这类洋快餐可引起人体内激素的变化，如果经常食用的话很容易导致青少年难以控制食量，长此以往导致其出现营养不良的情况，还有可能会因为食物中的激素过多从而导致性早熟。

3. 导致慢性病

洋快餐在烹制的过程中使用的氢化油，会使得有助防止血管硬化的"好"胆固醇减少，并且导致一些危害血管健康的坏胆固醇增加，如果长期摄取的话就会导致人体出现糖尿病、冠心病等慢性病。

4. 致癌物质

国外的一项研究发现，在汉堡、炸薯条、炸鸡等食物中都含有大量的"丙烯酰胺"，这种物质很容易导致基因突变，并且还会严重损害中枢和周围神经系统，继而诱发良性或恶性肿瘤。

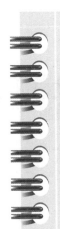

小贴士

忌用铁锅煮绿豆

许多家庭在夏季都会经常煲一些清热祛暑之品供全家分享，如绿豆汤。但是熬制的时候要注意，煮绿豆忌用铁锅。这是因为豆皮中所含的单宁质遇铁后会发生化学反应，生成黑色的单宁铁，并使绿豆的汤汁变为黑色，影响味道及人体的消化吸收。

铁锅容易生锈，也不宜盛食物过夜。同时，尽量不要用铁锅煮汤，以免铁锅表面保护其不生锈的食油层消失。

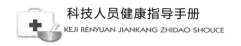

多喝碳酸饮料对人体的危害

1. 易越喝越渴

有专家指出，碳酸饮料中含有大量的色素、添加剂、防腐剂等物质，没有一样是对身体有好处的。这些成分在体内代谢时需要大量的水分，而且可乐含有的咖啡因也有利尿作用，会促进人体水分排出，所以喝碳酸饮料就会越喝越觉得渴。

2. 易造成肥胖

碳酸饮料一般含有约10%左右的糖分，一小瓶热量就达到一二百千卡，经常喝容易使人发胖。

3. 损伤牙齿

软饮料显然已成为造成龋牙的最重要的饮食来源之一。软饮料中的酸性物质及有酸性糖类副产品会软化牙釉质，对牙齿龋洞形成起到促进作用。如果牙釉质软化，再加上不正确刷牙、磨牙等陋习，会导致牙齿损坏。

4. 影响消化

碳酸饮料喝得太多对肠胃非但没有好处，而且还会大大影响消化。因为大量的二氧化碳在抑制饮料中细菌的同时，对人体内的有益菌也会产生抑制作用，所以消化系统就会受到破坏。特别是年轻人，一下喝太多，释放出的二氧化碳很容易引起腹胀，影响食欲，甚至造成肠胃功能紊乱，引发胃肠疾病。

5. 导致骨质疏松

饮用可乐等含磷酸盐的饮料，会影响身体对钙的吸收。

碳酸饮料的成分，尤其是可乐，大部分都含有磷酸。通常人们都不会在意，但这种磷酸却会潜移默化地影响人的骨骼，常喝碳酸饮料骨骼健康就会受到威胁。

大量磷酸的摄入会影响钙的吸收，引起钙、磷比例失调。一旦钙缺失，对于处在生长过程中的青少年身体发育损害非常大，缺钙无疑意味着骨骼发育缓慢、骨质疏松，所以有资料显示，经常大量喝碳酸饮料的青少年发生骨折的危险是其他青少年的3倍。

6. 易导致肾结石

钙是结石的主要成分。在饮用了过多含咖啡因的碳酸饮料后，小便中的钙含量便大幅度增加，使他们更容易产生结石。如果服用的咖啡因更多，那么危险就更大。人体内镁和柠檬酸盐原本是可以帮助人预防肾结石的形成的，可是饮用了含咖啡因的饮料后，将这些也排出体外，使得患结石病的危险大大提高了。

小贴士

铝铁炊具忌混用

众所周知，炊具所含的元素有一部分会随着食物进入到我们的身体。就拿铝制炊具来说，经常用它们就会有相当一部分铝元素进入我们的身体。尽管铝也是人体所必需的微量元素，但人们每天从饮食中摄取就已绰绰有余了。

要知道，大部分铝元素进入人体后都会被排出，当然也有一些留在体内器官中。当累积的铝元素超过正常值的5~10倍时，就会对身体健康造成危害。例如，铝元素过量的话可抑制消化道对磷的吸收，使体内磷水平下降，进而影响钙的吸收，破坏体内钙磷比例而出现骨骼、牙齿生长发育迟缓，老年人出现骨质疏松、易骨折。同时铝和其他化合物还可以抑制胃蛋白的活性，使胃酸

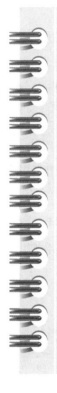

小贴士

减少，消化功能紊乱，进入脑组织中还可引起大脑神经行为退化，智力减退，老年人会出现老年性痴呆，儿童则可导致智力发育异常。

因此，这个问题是所有家庭都不容忽视的问题。当然，在使用铝制炊具时还要避免与铁质炊具混用，因为铝、铁炊具混用，更容易造成铝元素的摄入过量。铝是两性元素，与酸碱都能产生化学反应，反应后的化合物极易被人体吸收。研究证明，铝铁炊具混用留在食物中的残留铝比铝制炊具单用要高出5～10倍。

为此，有些人还做了如下试验：烧菜锅铁制的，锅铲铝制的，以每日炒菜两次计算，由于一硬一软，一年之中铝铲被磨损十多克，这样多的铝随食物进入人体其危害可想而知。

存在着铁铝炊具混用现象的家庭一定要注意，菜锅和锅铲最好采用铁制或不锈钢制品，尽量不用全铝，更不要将铁铝混用，防止摄入过量的铝元素而危害健康。

十四类可能引起食物中毒的食物

1. 青西红柿

经测定，未成熟的青西红柿含有毒性物质，名叫龙葵素。食用这种还未成熟的青西红柿，口腔有苦涩感，吃后可出现恶心、呕吐等中毒症状，生吃危险性更大。

2. 腐烂的生姜

腐烂后的生姜产生一种毒性很强的黄樟素。人吃了这种毒素，即使量很少，也能引起肝细胞中毒。

3. 烂白菜

食用腐烂的大白菜后，会使人缺氧而引起头痛、头晕、恶心、腹胀等，严重时会抽筋、昏迷，甚至有生命危险。

4. 发黄的银耳

发黄的银耳是受黄杆菌污染所致，吃了可引起头晕、肚痛和腹泻等中毒现象。

5. 长斑的红薯

红薯上长黑斑，是由于感染黑斑菌所致，吃后易中毒。

6. 发芽的绿土豆

发芽土豆（马铃薯）的嫩芽和变成绿色的土豆皮中龙葵碱含量很高，食用易中毒。因此，发芽和表皮发绿的马铃薯不宜食用。

7. 变色的紫菜

若凉水浸泡后的紫菜呈蓝紫色，说明紫菜在干燥、包装前已被有毒物所污染，这种紫菜对人体有害，不能食用。

8. 无根豆芽

在生产过程中，多施用除草剂使生长出来的豆芽没有根。而除草剂中含有使人致癌、致畸和致突变的有害物质。

9. 胖大的豆芽

用化肥发的豆芽都是又白又胖，其中残留大量的氨，在细菌的作用下，会产生亚硝铵，大量食用会引起头昏、恶心、呕吐。

10. 发霉的茶叶

茶叶发霉是受了青霉、曲霉污染的结果，倘若喝了发霉的茶叶水，轻则引起头晕、腹泻，重则可以引起重要器官坏死。

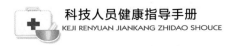
11. 未腌透的咸菜

腌菜时如果放盐量不足，腌制时间不满8天，可能造成亚硝酸盐中毒。

12. 棕色芯的甘蔗

变质的甘蔗里面呈黑、棕褐色，吃起来有酒精味。这是甘蔗受串珠镰刀菌感染并产生了毒素所致。

13. 新鲜蚕豆

食后会引起过敏性溶血综合病症，出现全身乏力、贫血等症状。

14. 鲜黄花菜

鲜黄花菜中含有秋水仙碱，这种毒素可引起嗓子发干、胃部烧灼感、血尿等中毒症状。

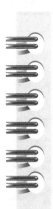

小贴士

筷子最好每半年换一次

一双筷子用了半年以后，在筷子上面细小的凹槽里就会残留许多细菌和清洁剂，用这样的筷子吃饭致病的机会增多，会引发伤寒、痢疾等疾病。而且筷子最容易传播幽门螺旋杆菌，这种病菌极易引发胃炎。所以，看似干净的筷子也会引发胃肠炎。

专家建议，除了要对筷子勤消毒外，至少要每半年更换一次。

牛奶应该怎么喝

奶类是哺乳动物哺育下一代的"专属产品"，具有极高的营养价值。奶类主要提供优质蛋白质、钙、钾、维生素A、维生素B_2等。

奶中的蛋白质质量优良，占3%左右，主要有乳清蛋白和酪蛋白，消化率高，氨基酸比例符合人体需要，具有较高的营养价值。奶类不但钙的含量高，人体吸收率也高，因而是钙的最好来源之一。奶类中丰富的维生素A和维生素B_2，不但对婴幼儿和少年儿童生长发育很重要，对成年人也十分有益。

2002年中国居民营养与健康状况调查结果显示：我国城乡居民钙的摄入量明显偏低，还不到推荐摄入量的一半；奶类制品的摄入量只有发达国家的5%左右。所以中国营养学会在《中国居民膳食指南2007》中加大了对奶类及其制品的推荐量，建议每人每天饮用奶300克或者相当量的奶制品。当然这并不是最高限量，再多喝一点奶制品也是允许的，但是要注意，当饮奶量达到每天500克的时候，应该选择低脂或者脱脂奶及其制品。

奶类含有非常独特（其他天然食物均不含有）的乳糖。乳糖对人体很有益（如促进矿物质吸收、有助于大肠有益菌群等），但需要小肠分泌一种专用的"乳糖酶"才能消化吸收它。

遗憾的是，一部分成年人遗传决定小肠黏膜细胞不能分泌该种乳糖酶，或乳糖酶活性较低，不能很好地消化吸收奶类中的乳糖。未消化吸收的乳糖进入大肠之后，被大肠内的细菌发酵，产生气体（腹胀），并在渗透压作用下，引起稀便或腹泻，继而导致不适、腹痛等（症状轻重与个人敏感程度有关）。这种现象称为"乳糖不耐受"。

乳糖不耐受往往令很多人错误地放弃喝奶，其实不耐受乳糖的人仍然可以采取以下措施喝奶。

（1）不喝鲜奶喝酸奶。鲜奶经乳酸菌发酵后，大部分乳糖被乳酸菌分解了，可以明显减轻乳糖不耐受者的症状。

（2）不要空腹喝奶。可以在吃饭时或饭后1小时内喝奶，也可以在喝奶的同时佐以谷类（如馒头、饼干、面包等）或肉蛋类食物。这样可以"稀释"乳糖的浓度，减轻不耐受的症状。

（3）少量多次喝奶。可以从少量（如50毫升）开始喝，让胃肠道慢慢习惯，然后逐渐增加。

（4）选择低乳糖奶。所谓低乳糖奶是指在生产过程中（用乳糖酶等方法）分解了乳糖，故而乳糖含量较低的奶类。

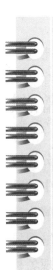

小贴士

牛奶的种类

（1）低乳糖牛奶。低乳糖牛奶指乳糖≤2%的牛奶（GB 28050—2011），特别适合乳糖不耐受者（喝奶后腹胀）饮用。

（2）低脂奶和脱脂奶。按照《预包装食品营养标签通则》（GB 28050—2011）的规定，低脂奶要求脂肪含量≤1.5%（1.5克/100毫升），脱脂奶则要求脂肪含量≤0.5%（0.5克/100毫升）。此种减少脂肪的奶类适合减肥人士、血脂异常者、糖尿病患者、高血压病患者以及喝奶较多（每天500毫升或更多）的青少年和成人。

小贴士

与普通牛奶相比，低脂牛奶能以较少的能量提供同样多的钙和蛋白质，且脂肪和胆固醇含量更低，值得推荐。低脂奶或脱脂奶的缺点是口感没有那么"浓香"，这是脂肪含量较低所致。

（3）巴氏牛奶（鲜牛奶）。根据巴氏杀菌乳国家标准（GB 19645—2010），巴氏牛奶有两大特点，一个是消毒温度较低（与超高温消毒牛奶相比）；另一个是不能使用奶粉（超高温消毒牛奶则可以使用）。故而其维生素损失较少，营养价值较高。

（4）超高温消毒牛奶。根据超高温灭菌乳国家标准（GB 25190—2010），超高温消毒牛奶的主要特点是消毒温度较高（至少132℃），故而保质期很长。但维生素损失较多，营养价值略低于巴氏牛奶。

超高温消毒牛奶根据原料不同分为两类，一类是以生鲜牛奶（或羊奶）为原料，不添加奶粉，称为"纯牛奶"；另一类是以奶粉为主要原料，称为"复原乳"。一般认为，"复原乳"的营养价值比"纯牛奶"略低。

（5）调制奶。此种奶类花样繁多，早餐奶、核桃奶、儿童奶、女士奶等均属调制乳类。它们是以牛奶或奶粉为主要（不低于80%）原料，再添加其他原料（比如谷物、蔬菜粉、添加剂等）生产的，蛋白质含量≥2.3%（普通牛奶均≥2.9%），故其营养价值较低。

（6）酸奶。酸奶是发酵乳两大主要类型之一（另一个是风味发酵乳），原料是牛奶或奶粉，用专门的菌种发酵制成（发酵后未再次加热）。不但蛋白质含量较高（≥2.9%），还保留了活菌（有益菌）的保健作用。

含有活菌（有益菌）是酸奶的最大特点，酸奶的营养优势无不与活菌及其发酵过程有关：发酵使蛋白质更易吸收；发酵合成新的维生素；发酵使乳糖变成乳酸，不但消除了乳糖不耐受，还能够助消化、提高钙和铁的吸收率；活菌能促进大肠有益菌群生长。

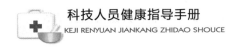

零食应该怎么吃

零食作为一日三餐之外的食物，可以补充摄入机体所需的能量和营养素。所以，零食提供的能量和营养是全天膳食营养摄入的一个组成部分，在评估能量和营养摄入时应计算在内，不可忽视。但是零食所提供的能量和营养素不如正餐全面、均衡，所以吃零食的量不宜过多。

选择零食时应注意以下几点。

（1）根据自身情况选择。根据个人的身体情况及正餐的摄入情况选择适合自己的零食，如果三餐能量摄入不足，可选择富含能量的零食加以补充；对于需要控制能量摄入的人，含糖或含脂肪较多的食品属于限制选择的零食，应尽量少吃；如果三餐蔬菜、水果摄入不足，应选择蔬菜、水果作为零食。

（2）选择营养价值高的。如水果、奶制品、坚果等，所提供的营养素可作为正餐之外的一种补充。

（3）选择合适的时间。两餐之间可适当吃些零食，以不影响正餐食欲为宜。晚餐后2~3小时也可吃些零食，但睡前半小时不宜再进食。

（4）量不宜太多。量多会影响正餐的食欲和食量；在同类食物中宜选择能量较低的，以免摄入的能量过多。

哪些零食是非常不健康的呢？根据标签上的配料表和营养成分表就可以很容易地判断某种食品是否属于垃圾食品。垃圾食品的共同特点是：营养素（如蛋白质、维生素等）极少，能量（特别是脂肪和糖）极多，或含有大量食品添加剂，并可能有食品安全隐患，如污染或者致癌物等。

（1）派。不论蛋黄派，还是巧克力派，都是典型的垃圾食品，营养品质很低，各种各样的添加剂很多，或许可以说，它们是专门用各种食品添加剂调制出来的"美味"食品。

一块小小的派，由近30种原料"合成"！有氢化油、甜味剂、防腐剂、乳化剂、膨松剂、香精、色素、增稠剂、抗氧化剂——简直就是食品添加剂的大杂烩。这几乎不是往食品中加"添加剂"，而是往"添加剂"里加食品！

（2）薯片。不管多么高级、多么昂贵的薯片，都是经过油炸加工，不但破坏了马铃薯中原有的营养素；而且薯片必须用很多添加剂保持其酥脆口感。调查表明，油炸薯片、薯条含有较多的致癌物质丙烯酰胺。

（3）果冻。果冻几乎全部用添加剂制成，没有任何天然食物原料，有的虽然加入一小块果肉，但是实际上营养价值也少得可怜。

（4）火腿肠。很多人都会认为火腿肠是"肉制品"，营养不会差，但实际上鲜艳的颜色、弹性的口感、肉香的味道、合格的蛋白质含量，这些全都可以与肉无关！发色剂、防腐剂、香料、肉皮、下水、猪血、大豆分离蛋白……这些都被塞进各种各样的肠衣内，给你肉类的感觉，却没给你肉类的营养！

（5）油炸酥类零食。榴莲酥、蛋黄酥、核桃酥等油炸酥类零食毫无营养可言，其诱人味道由各色香精提供，还含有反式脂肪酸、大量的能量、色素以及其他多种添加剂。

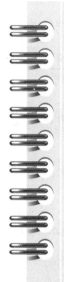

小贴士

站立进食不健康

站立进食减弱消化功能，站着和坐着相比，腿部需要支撑身体，因此就分流了部分血液，减少了消化器官的血液供应，影响了消化器官的全力工作。长期如此，容易造成消化功能减弱，产生一些慢性疾病。

站立进食易造成大脑轻微缺氧。吃饭时胃和其他消化器官需要提供更多的能量。因此血液更多地向这些器官流动；站立吃饭后头容易感觉到昏沉沉的，就是因为血液供应向消化器官倾斜，大脑处于轻微缺氧状态。

因此，应保持在餐桌前坐着吃饭的饮食习惯，以利于身体健康。

糖尿病患者的饮食指导

糖尿病目前尚无根治疗法，大多为综合性方法。主要包括五项原则，即饮食、运动、药物、心理和自我监测。其中饮食治疗是最基本的治疗措施，而糖尿病的饮食治疗基本原则就是合理控制总能量，维持理想体重。对于肥胖者来说，应该减少能量摄入以减轻体重。对于消瘦者则应适当提高能量摄入以增加体重。而孕妇、乳母应增加维持其特殊生理需要和生长发育的能量需要。

糖尿病患者饮食应注意以下几点。

1. 糖类不宜限制过严

糖类是人体主要供能营养素。糖类按照化学结构分为单糖、双糖和多糖。葡萄糖和果糖属于单糖，蔗糖和乳糖属于双糖，多糖主要有淀粉、糊精和膳食纤维等。所有的糖类在消化道均转化为单糖（主要是葡萄糖）而被吸收。

过去在糖尿病的饮食治疗中，都强调要严格限制糖类的摄入，而现在研究发现，适当提高糖类摄入量并不增加胰岛素的需求，反而可提高胰岛素的敏感性，对病情的控制非常有利。这种提高糖类在总能量中的比例的主张，并不是让患者随意吃糖和甜食等含单双糖类的食物，而是适当放宽富含复合糖类（多糖）的食物，如粮谷、薯类等。

糖尿病患者饮食中糖类应占总能量的50%~60%，应以多糖类食物为主，尽量避免食用单糖、双糖，以防血糖波动。谷类食物是糖类的主要来源，其他淀粉类食物如土豆、红薯、芋头、粉条等含糖量也不少，糖类的选择一般要考虑该食物的血糖生成指数（GI）。当病情控制不好时，胰腺功能较差，这时糖类的比例应适当降低，待病情得到控制后再逐渐增加主食量。

应用胰岛素或口服降糖药治疗的患者可适当放宽，对于单纯通过饮食治疗来控制血糖的患者，糖类的摄入量应适当减少。

2. 脂肪摄入要合理

脂肪的摄入量不宜过高，一般按总能量的20%~25%供给，不宜超过30%（烹调油及多种植物所含的脂肪均应计算在内）。除了控制脂肪的总摄入量外，还应注意脂肪的成分比例，即注意饱和脂肪酸与不饱和脂肪酸的比例。现在一般推荐健康人的脂肪酸比例为，饱和脂肪酸：单不饱和脂肪酸：多不饱和脂肪酸=1：1：1，而对于糖尿病患者，应该适当提高单不饱和脂肪酸的比例，单不饱和脂肪酸可以占到总脂肪酸的40%左右。

①动物性脂肪。在动物脂、乳类、蛋类中含饱和脂肪酸多，

其熔点高，摄入过多可导致血清胆固醇增高而引起动脉硬化症，应严格限制摄入量。

②植物油。如豆油、花生油、芝麻油、玉米油、葵花子油、菜子油等富含不饱和脂肪酸，在体内能与胆固醇结合成酯，可促进胆固醇的代谢。

不饱和脂肪酸又可分为单不饱和脂肪酸与多不饱和脂肪酸两类。植物油是饮食中多不饱和脂肪酸的主要来源，但由于多不饱和脂肪酸在体内代谢过程中容易氧化而对机体产生不利影响，所以需限量。而单不饱和脂肪酸则是较理想的脂肪来源，在茶油和橄榄油中含量丰富，经济条件许可时，应优先选用。脂肪总量包括肉类、鱼类、坚果类和烹调油等食物提供的总量，来自烹调油的脂肪量不要超过30克，即3汤匙。

糖尿病患者还应注意限制饮食中的胆固醇摄入量，一般每天在300毫克以下，以防止动脉硬化的发生。

3. 蛋白质摄入可按正常人的标准

糖尿病患者的蛋白质摄入量为每千克体重1.0~1.2克，占总能量的12%~20%，其中至少应有1/3来自优质蛋白质。优质蛋白质有很多来源，比如乳类及乳制品、蛋类、鱼虾类、禽肉、畜肉（瘦肉）及豆制品等。处于生长发育期的儿童或有特殊需要或消耗者，如妊娠、哺乳、消耗性疾病、消瘦患者应增加蛋白质的摄入量，可按每千克体重1.5克供给。增加蛋白质的摄入时应监测肾功能，合并肾病者应慎重。

4. 矿物质、维生素应满足需要

糖尿病患者尿量较多，使B族维生素丢失、消耗增加，应该注意补充。B族维生素如维生素B_1、维生素B_2、维生素B_6、维生素B_{12}对糖尿病多发性神经炎有一定的辅助治疗作用。共中维生素B_6、维生素B_{12}及叶酸能降低血浆中的同型半胱氨酸，而同型半胱氨酸正是动脉粥样硬化的危险因素之一。

抗氧化的维生素如维生素C、维生素E、β-胡萝卜素等，能降低自由基对患者肾脏、眼晶状体及神经的损害。

微量元素如铬、锰、锌等有利于脂质代谢，三价铬是葡萄糖耐量因子的组成部分，良好的铬营养有助于改善糖尿病患者的糖耐量，增强胰岛素的敏感性。

糖尿病患者易患骨质疏松症，因此应注意补充维生素D和钙、磷。

5. 水果摄入有技巧

①吃水果要限量。每天可以吃200克左右的水果。同时，所吃水果的量要固定，不要今天吃得少，明天吃得多，这样会使血糖波动，不利于医生掌握病情，调整药物。

②吃水果要计算能量。糖尿病患者吃了水果必须减少主食。要把水果的能量折算到患者一天摄入的总能量中，以一天吃200克苹果（1~2个中等大小）为例，则主食建议减少25克，这样才能保证全天饮食能量平衡，即把水果能量与其他食物进行等份交换，不能因吃水果而导致能量超标。同时，对于糖尿病患者，前提是水果要少吃，切莫大量吃。大量吃可能造成血糖迅速升高，而高血糖持续时间长的话，则会加重胰腺负担。

③掌握吃水果的时间。吃水果的时间非常有讲究，忌餐前和餐后吃，宜作为"加餐"或睡前1小时吃。"加餐"即两个正餐

之间进食水果，如上午9~10点、下午3~4点，既预防低血糖，又可保持血糖不发生大的波动。

④选择适合自己的水果。可以选择血糖生成指数低一些的水果。西瓜、苹果、猕猴桃含糖量比较低，此类水果可以提供丰富的维生素、矿物质和果胶，还含有很多微量元素，对于提高、改善糖尿病患者体内胰岛素的活性也是很有帮助的。

⑤吃水果前和后两小时自测血糖。由于个体的差异，可能有的人吃完含糖量低的水果反而血糖升高速度很快，所以含糖低的水果只能是推荐，仍然要自己检测、摸索，寻找适合自己的水果。吃水果前和后两小时测血糖波动大小，这样可以掌握自己能否进食某类水果。

6. 要有充足的膳食纤维

膳食纤维是指植物性食物中所含的一类不能被肠道内消化酶分解的多糖类物质，可分为可溶性和不可溶性膳食纤维两种。

①膳食纤维对血糖的影响。可溶性膳食纤维有豆胶、果胶、树胶和藻胶等，在豆类、水果、海带等食品中含量较多，在胃肠道遇水后与葡萄糖形成黏胶而减慢糖的吸收，使餐后血糖和胰岛素的水平降低，并具有降低胆固醇的作用。不可溶性膳食纤维有纤维素、半纤维素和木质素等，可在肠道吸附水分，形成网络状，使食物与消化液不能充分接触，故淀粉类消化吸收减慢，可降低餐后血糖、血脂，增加饱腹感并软化大便。

②推荐摄入量。糖尿病患者每日的膳食纤维摄入量以30克左右为宜，食入过多会引起胃肠道反应。平时多吃一些富含膳食纤维的天然食物，如粗粮（玉米、小米、燕麦片、全麦粉、莜麦面、

苦荞麦粉等）、豆类食品、蔬菜及藻类，必要时还应添加膳食纤维类食品（如魔芋精粉）。每天摄入500克蔬菜+200克水果+100克粗杂粮基本可满足膳食纤维的需要。

7. 糖尿病患者应采用平衡膳食

人体为了保持健康，需要从自然界摄取40多种营养素，每种食物各有其营养优势，食物没有好坏之分。如何选择食物的种类和数量来搭配就存在合理与否的问题，比如牛奶，虽然营养丰富，却属于贫铁食物，肉类虽然含铁较多却只含有少量的钙。所以，只有做到不挑食、不偏食、食物多样化，才能使人体最大限度地获得所需要的各种营养素。平衡膳食的概念就是既能够提供人体所需营养素，又不致过量，且各种营养素之间保持合适比例的膳食。只有平衡膳食才是科学的膳食。糖尿病患者除了要限制甜食外，其他营养素的需要与正常人是一样的，所以糖尿病患者的饮食也应该是平衡膳食。

小贴士

原汤化原食

原食最好配原汤，这是我国劳动人民多年来从实践中得出的经验，是符合科学道理的。煮熟的面条中的B族维生素只有生面条含量的51%，余下的除一部分损失外，大多溶于面条汤里。B族维生素能抑制可分解乙酰胆碱的胆碱酯酶的活性。乙酰胆碱能促进胃肠蠕动和消化液的分泌，有增进食欲的作用。B族维生素在人体内还会参与糖类代谢，使糖氧化，产生热量。在机体内，缺乏B族维生素时，食欲会下降，糖代谢也发生障碍。

因此，"原汤化原食"的科学道理，就是利用原汤中所含的B族维生素来增强机体消化和糖代谢的能力。

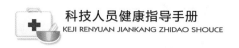

高血压患者的饮食指导

高血压的治疗不仅仅指的是药物治疗，还有一个重要且不可或缺的方面就是非药物治疗。一般来讲，所有的高血压患者都是要进行非药物治疗的，但是并不是所有的高血压患者都需要药物治疗。具体而言，对于低、中危高血压患者，如果3个月内非药物治疗有效，血压达标，可以不用药物。而高危病人或伴有糖尿病和肾功能不全等病人在积极药物治疗的同时，也要认真进行非药物治疗。

饮食疗法的意思就是说在中医学理论或现代食品营养学理论的指导下，通过选择食用某些食品来达到治病或养生保健的目的。饮食疗法因为其治疗效果好又没有明显的副作用、防治兼顾、经济实用而被人们所广泛接受。但是又因其见效较慢，且作用较弱而有一定的局限性，常需与其他疗法配合。对于高血压患者来说，饮食疗法是治疗的基础。应该根据患者的病情和个体差异，制定长期适宜的食疗和药膳食谱。

1. 控制好总热量，个体化原则

体重若超重或肥胖的人要逐渐控制体重至正常水平，但减肥速度不宜过快，以每周下降1~1.5千克为宜，之所以强调体重的达标是因为随着体重的控制，血压也是会有相应的下降的。热量的来源主要有糖类、脂肪和蛋白质等。

2. 适当摄入糖类

高血压患者糖类摄入要少于正常人。糖类指的就是糖，高血压患者应多摄入复合糖类，如淀粉、玉米，少吃葡萄糖、果糖及蔗糖等容易引起血脂升高的单糖。一般情况下，以每天摄入250~350克糖类为宜，相当于300~400克主食，但这是不固定的，可以根据身体状况进行自找调节。

如果每天的体力活动很强的话，可以多一些，摄入350~450克；如果体型比较胖，每天的活动又很少，就需要适量减少糖类的摄入，每天摄入200~250克就足够了。有些比较胖的高血压患者，因为知道肥胖不利于降低血压，就一点主食都不吃，这是不科学的。因为我们日常的体力活动、思维，还有身体内各个器官的工作都是需要糖类来提供能量的，而减肥的最好方法是适当控制膳食加适量活动。

3. 减少脂肪的摄入

脂肪是人体能量供应的主要来源。但是血脂增高是导致冠心病的一个重要因素，因此应该严格控制脂肪的摄入量，一般以每天少于300毫克为宜。应该减少摄入含高脂肪和高胆固醇的食物，如肥肉、各种动物油、骨髓、黄油、肝、心、脑、肾、蛋黄、鱼子、鱼肝油、螃蟹等，尤其应少食富含饱和脂肪酸的动物油和油炸食品，减少对饱和脂肪酸的摄入。

高血压患者还应适当选食一些有降脂作用的食物，如海带、海蜇、海参、淡菜、葵花子、芝麻等。辛辣性食物也应少吃或不吃。

我们提倡每周至少吃两次鱼，可获取所需的脂肪酸，减少高血压、冠心病的发生。可以多吃海鱼，海鱼含有不饱和脂肪酸，能使胆固醇氧化，从而降低血浆胆固醇，还可以延长血小板的凝聚时间，抑制血栓形成，防止中风；海鱼还含有较多的亚油酸，对增加微血管的弹性，防止血管破裂，防止高血压并发症有一定的作用。

4. 适当补充蛋白质

蛋白质是保持机体健康的重要物质基础。当体内蛋白质不足时，人体的血管会失去弹性并且变脆，容易破裂，如果发生在脑血管，就可以引起脑出血。另外，蛋白质在人体内被利用以后，会变成尿素，与尿一起排出，而这时会把钠一起带出体外。也就是说，蛋白质能减少人体的钠，起到预防高血压的作用。

那么，摄入多少蛋白质才合适呢？按照中国营养学会的建议，每人每天每千克体重需要1~1.2克蛋白质，这就相当于3~4份高蛋白食品。那么，什么是1份高蛋白食品呢？1份高蛋白食品相当于50克瘦肉，或100克豆腐，或1个大鸡蛋，或25克黄豆，或100克鸡鸭鹅肉，或100克鱼虾。

为了充分发挥蛋白质的作用和提高食物蛋白质在人体的消化吸收率，在日常膳食中应注意多种食物搭配食用，荤素搭配、粮菜兼吃、粮豆混合、粗粮细做等方法来调配一日三餐。例如，将黄豆面与玉米面混合食用后，其蛋白质的生理价值可以同瘦牛肉相比。蛋白质吃得多了也不行，如果太多的话，在蛋白质分解代谢时会增加肾脏的负担，也会增加肠道的负担。如高血压合并肾功能不全时，应限制蛋白质的摄入。

5. 适当补充维生素

高血压和高脂血症患者适当补充维生素有利于预防冠心病，如维生素C可降低血胆固醇水平，维护血管壁的完整性，增加血管的弹性、减少脆性，防止血管出血；维生素D与甲状旁腺素共同作用，可以维持血钙水平稳定、促进钙的吸收；维生素E具有抗氧化作用，可防止脂质过氧化，预防动脉粥样硬化；而B族维生素（包括维生素B$_{12}$、泛酸、烟酸等）可降低血脂水平，防止动脉粥样硬化的冠心病。

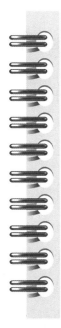

小贴士

生吃白糖易致病

婴幼儿和老年人吃食物时，有时候会蘸着生白糖吃，其实这种做法是不卫生的。

因为白糖在生产、包装、运输、储存过程中，很容易污染上病原微生物。尤其是存放一年以上，颜色变黄的白糖，往往受到螨虫的污染。据实验，从500克白糖中竟检出1.5万只螨虫。人若吃了被螨虫污染的白糖，螨虫就会进入消化道寄生，引起腹痛、腹泻等症状，有的甚至引起过敏性反应。如果在婴幼儿或老年人的食物中，直接加入被污染的生白糖，可因呛咳等使螨虫进入肺内而引起哮喘或咯血，且容易并发气管炎或肺炎。

正确的吃法是先将白糖高温加热3~5分钟后再进食。

高血脂患者的饮食指导

（1）减少动物性脂肪的摄入量。因其含有过多饱和脂肪酸，脂肪容易沉积在血管壁上，增加血液黏稠度。而且长期摄入过多饱和脂肪酸，会使甘油三酯升高，加速血液凝固，促进血栓的形成。

（2）增加多不饱和脂肪酸（DHA）的摄入量。因其能减少血小板的凝聚，增加抗血凝，降低血液黏稠度。

（3）限制胆固醇的摄入量。胆固醇虽说人体必不可缺，但是过量摄入则会导致动脉粥样硬化和冠心病的发生。富含这种物质的食物如动物内脏、蛋黄、鱼籽、鱿鱼等，每日不可超过300毫克。

（4）供给充足的蛋白质。蛋白质含量丰富的食物源自牛奶、鸡蛋、瘦肉类、禽类（去皮）、鱼虾及豆制品，不过植物蛋白质的摄入量要保持在总量的50%以上。

（5）适度减少糖类的摄入量。过量进食糖类会转变为更多的甘油三酯。

（6）每餐吃七八分饱即可。最好多吃些粗粮，如小米、燕麦、豆类等，因其纤维素含量较高，降血脂作用显著。

（7）补充富含维生素、矿物质和纤维素的食物。这些物质能降低甘油三酯，促进胆固醇的排泄。

（8）避免饮酒。过量饮酒会抑制脂蛋白酶，促使内源性胆固醇和甘油三酯的合成，导致血脂升高。

（9）选择烹调方法。尽量用蒸、煮、炖、汆、熬的烹调技法，避免营养物质流失，利于机体吸收。

（10）饮食少盐。每日食盐在6克以下。

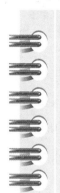

小贴士

炒菜保留维生素C的小窍门

在炒菜时放点醋，可以避免蔬菜中维生素C的丢失，而维生素C可阻断亚硝基化合物（一种可导致消化道癌症的物质）的形成。由于维生素C不耐热，用急火快炒，也能较大限度地保留菜肴中的维生素C。另外，在炒番茄等容易出汤的菜时，可在出锅前勾芡，让淀粉把菜汁浓缩起来，尽可能多地保留蔬菜中维生素C的含量。

骨质疏松患者的饮食指导

骨质疏松是多种原因引起的一组骨病，骨组织有正常的钙化，钙盐与基质呈正常比例，以单位体积内骨组织量减少为特点的代谢性骨病变。发病多缓慢，个别较快，以骨骼疼痛、易于骨折为特征，生化检查基本正常。骨质疏松是一种常见病，合理健康的饮食方法对骨质疏松患者有着重要作用，那么，骨质疏松患者饮食上应该注意些什么？

（1）补充蛋白质：蛋白质的缺少可引起骨质疏松加快出现或病情加重。患者应该及时补充蛋白质，多食用牛奶、鸡蛋、鱼类、豆类及豆制品。

（2）及时补充钙质：低钙饮食者易发生骨质疏松。建议多食用含钙量丰富的食物，如牛奶、奶酪、酸奶、豆制品、海带、虾皮、鱼类等。

（3）多摄入维生素：维生素的缺少可引起骨质疏松的病情加重。应多吃新鲜蔬菜和水果等富含维生素的食物，如野生的苋菜、苜蓿、刺梨、沙棘、猕猴桃、酸枣等维生素C含量尤其丰富。

（4）忌食辛辣、过咸、过甜等刺激性食品。

（5）忌烟酒。

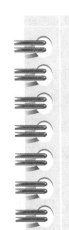

小贴士

黄瓜生吃不宜多

黄瓜的含水量为96%～98%，它不但脆嫩清香，味道鲜美，而且营养丰富。一般人群均可食用，更是糖尿病患者首选的食品之一。

需要注意的是，黄瓜当水果生吃时不宜过多。黄瓜尾部含有较多的苦味素，对人体有益，不要弃之不食。有肝病、心血管病、肠胃病及高血压的人不要吃腌黄瓜，而且脾胃虚弱、腹痛腹泻、肺寒咳嗽者都应少吃。

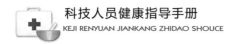
慢性胃肠病患者的饮食指导

慢性胃肠病是由不同病因引起的胃黏膜慢性炎性病变，其发病率随着年龄增长而增加。饮食调养首先要注重调节胃酸分泌。高酸性胃炎禁用酸度高的食物及刺激胃酸分泌的食物，而低酸性胃炎患者以选食有刺激胃酸分泌作用的食物。避免有强烈刺激性作用的食物，忌食生冷、硬及酸辣食物。还要根据不同病症选择最合适自己的饮食。

1. 病症位置不同，食疗食料不同

凡症状表现为胃痛、嘈杂、胃中饱胀、疼痛、呕恶、嗳气等，病位在胃，宜选用对胃作用显著的猪肚、香菇、平菇、香菜、生姜、藕、红枣等。凡症状表现为腹胀、腹痛、便秘或腹泻、便血、脱肛的，症位在肠，宜选用对肠作用显著的猪肠、竹笋、黑木耳、萝卜、芡实、白果、薏米等。

2. 病症寒热性不同，食疗原料不同

凡表现为胃中冷痛、遇寒加剧、饮食喜温喜热、大便溏薄的，病症的性质属于寒，宜选用生姜、大蒜、香菜、白果等性温的食物以及由这类食物烹调而成的菜肴。凡表现为胃中灼热疼痛、遇热加剧、饮食喜凉喜冷、大便秘结，或虽便溏而肛门灼热、泻下如火者，病症的性质属于热，宜选用黄瓜、苦瓜、芹菜、百合、藕等性凉的食物以及由这类食物烹调而成的菜肴。

3. 病证虚实不同，食疗原料不同

凡症状表现为胃脘痞闷胀痛、脘腹胀满、嗳气频作、口腻纳呆、大便滞而不爽的，属于实证，宜选用具有泻实作用的山楂、萝卜、荸荠、竹笋等。凡症状表现为胃中隐痛，或有空虚感、呕吐清水、大便溏薄、口淡无味、口咽干燥、神疲乏力，属于虚证，宜选用具有补虚作用的食物，如鸡肉、牛肉、兔肉、羊肉、猪肝、墨鱼、黑木耳、百合、红枣等。

4. 春夏养阳，秋冬养阴

春生夏长，秋收冬藏。春夏是自然阳气生长和机体功能不断旺盛的季节，可吃点温热助生长的食物，如生姜、香菜、大蒜，或以这类食物烹调的菜肴。秋冬时令闭藏，机体精气敛藏，可吃些凉润的食物，如百合、黑木耳，或以这类食物烹调的菜肴。这种顺应时令的饮食调养对胃肠病的康复也会大有裨益。

5. 选用时令菜

随着交通的日益发达以及棚栽技术的普及，时令菜的概念已经很模糊，但春夏秋冬毕竟四季不同，每一季节均有特色的时令菜。要注意选用时令菜，烹调特色菜肴，有助于刺激食欲、帮助消化。这对于脾胃功能虚弱、食欲不佳的人尤为重要。

6. 合理烹调，注意搭配

春夏宜温热助阳，但温势易伤阴津，要注意搭配凉润食物；秋冬宜凉润益阴，但冬时严寒，易伤阳气，一些胃及十二指肠溃疡患者也常因气温骤降而复发，甚至发生穿孔，要注意温热暖胃，并配合食用温热类食物。还要注意多种食物的搭配，以素食为主，荤素搭配，以保证饮食平衡；色泽搭配做到色香味俱佳，以刺激食欲。医家论养生，重视"淡食以养胃"。烹调时要注意避免大寒大热、大甜大咸、大酸大辣。

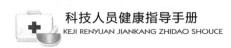

7. 多用炖煮，少用煎烤

烹调的方法直接影响菜肴的味道、营养和养生效果，并对胃肠产生重要影响。胃肠病患者的胃肠功能多较虚弱，宜采用炖、煮、焖、蒸的烹调方法制作菜肴，以利于消化吸收；煎、炸、烤之类方法烹调而成的菜肴较难消化，应尽可能少用。

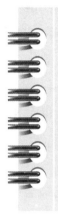

小贴士

肉松补铁效果好

有人把肉松归为"垃圾食品"，认为它没营养。其实，瘦肉加工成肉松后，一些营养成分的含量甚至高于同等重量的瘦肉，而且味美可口。

如猪瘦肉当中本来就含有一定量的铁，经过浓缩使肉松中的铁含量高出猪瘦肉两倍多，是不错的补铁食品。

知识链接　读懂食品标签

食品标签应当如何读呢？可以从以下七个重点内容上进行学习和了解。

1.看食品类别，明白到底是什么

标签上会标明食品的类别，类别的名称必须是国家许可的规范名称，能反映出食品的本质。例如，在一盒饮料上有注明"咖啡乳"的字样，那它究竟是一种饮料还是一种牛奶产品？如果标签上的"食品类别"项目注明"调味牛奶"，就是在牛奶当中加了点咖啡和糖，而不是水里面加了糖、增稠剂、咖啡和少量牛奶。如果是后者，那么在食品类别上就属于"乳饮料"，而不属于牛奶了。

同样，看到一个液体瓶子上画着漂亮的水果，它属于果汁还是饮料？也要看看产品类别。如果是"果汁"，那就是说完全没有加水。如果是"果汁饮料/饮品"，那就是说，加的水要比纯果汁更多。所谓饮料，就是以加水为主的液体食品，无论看起来像果汁还是像牛奶，都是在大量水里加了一点天然配料，还可以加入糖、香精、磷酸盐、增稠剂、乳化剂等，让口味和质地更加诱人。总之，无论产品名字起得如何花里胡哨，只要细看食品类别，就能明白真相。

2.看配料表，含量大的原料排在前

食品的营养品质，取决于原料及其比例。按法规要求，含量最大的原料应当排在第一位，最少的原料排在最后一位。

例如，某麦片产品的配料表上写着"米粉，蔗糖，麦芽糊精，燕麦，核桃……"说明其中的米粉含量最高，蔗糖次之，而燕麦和核桃都很少。这样的产品，营养价值可想而知。如果产品的配料表上写着"燕麦，米粉，蔗糖，麦芽糊精，核桃……"其营养品质应当会好得多。

3. 看食品添加剂，排名不分先后

目前，我国对食品添加成分的标注越来越严格。按国家标准，食品中所使用的所有食品添加剂都须在配料表中注明，即便消费者不认识也没关系。通常消费者会看到"食品添加剂："或"食品添加剂（ ）"的字样，而冒号后面或括号里面的内容，就是食品添加剂了。因为添加剂的使用量都非常小，低于1%，所以它们"排名不分先后"。

按规定，食品添加剂不能简单用"色素"、"甜味剂"等模糊的名称，而必须注明其具体名称。这样，消费者可以从配料表的"食品添加剂"一词后面看到一些自己平日看不懂的名称，比如"柠檬黄"、"胭脂红"，和颜色有关的是色素；"阿斯巴甜"、"甜蜜素"等，和甜味有关的是甜味剂……看得多了，也会慢慢对常用食品添加剂熟悉起来。

4. 看营养成分表，不要被误导

对很多食物来说，营养素是人们最想要的。而对于以口感取胜的食物来说，也要小心其中的热量、脂肪、钠含量等指标。按我国食品标签相关法规，2013年1月1日以后出厂的每一种产品都必须注明5个基本营养数据，包括食品中所含的能量（俗称热量、卡路里）、蛋白质含量、脂肪含量、碳水化合物含量和钠含量，以及这些含量占一日营养供应参考值（NRV）的比例。

营养成分表是食品标签中最难看懂的部分，需要有一定的营养知识基础，它对普通消费者非常有用。这里简单说两个用营养成分表选购食品的诀窍。

例如，购买一种豆浆粉产品，是为了获得其中的蛋白质和其他营养成分。通常蛋白质含量越高的产品，表示其中从大豆获取的成分越多，健康作用也就更强。因此，一个100克中含有20克蛋白质的产品，通常会优于一个100克中含有15克蛋白质的产品。

又如，购买饼干和蛋糕之类的食品时，如果消费者想要控制体重，就要小心看看其中含有多少能量，多少脂肪。如果一个食品脂肪含量特别高，比如100克中含有35克脂肪，它的能量一定也会特别高。看一下"占NRV%"这一栏，其中能量这一行的数值越高，说明在吃同样数量的食品时，这种食品更容易让人长胖。

5. 看产品重量、净含量或固形物含量

有些产品看起来可能便宜，但如果按净含量来算，很可能反而比其他同类产品贵。

例如，一种面包产品的价格可能令你心动，产品的净含量写着120克，而另一种写着160克，两者体积也差不多大。但是实际上，前者可能只是发酵后更为蓬松，但从营养总量来说，显然后者更为合算。

6. 看生产日期和保质期

保质期指可以保证产品出厂时具备的应有品质，过期品质有所下降，但很可能仍然能够安全食用；保存期或最后食用期限则表示过了这个日期，便不能保障食用的安全性。

在保质期之内，应当选择距离生产日期最近的产品。虽然没有过期意味着食物仍具有安全性和口感，但毕竟随着时间的延

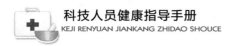

长，其中的营养成分或保健成分会有不同程度的降低。

例如某种酸奶的保质期是14天，但实际上即便在冰箱中储藏，其中的乳酸菌活菌数量都在不断降低。所以，为了获得其中的健康益处，最好能够选择距离生产日期最近的酸奶。

同时，保质条件也极为重要。比如一种瓶装牛奶或一包豆制品，包装上标明在4℃~6℃下能储藏5天，若在室温下存放，很可能1天之后就坏掉了。消费者必须注意食品包装上对储藏条件的说明。

7. 看认证标志和产地信息

很多食品的包装上有各种质量认证标志，比如有机食品标志、绿色食品标志、无公害食品标志、原产地标志、ISO认证标志、QS标志等。QS标志是所有食品市场准入标志，没有它的食品就不能在超市销售。

有机、绿色和无公害标志代表着产品的安全品质符合相关标准，特别是在农药残留方面有一定优势，但这不代表营养品质更好。原产地标志代表产品出自最佳产地，能达到这个产地所出产的知名农产品的应有品质。

ISO认证标志代表着企业的管理质量，表明对生产过程的控制和管理能力较强，有利于预防生产事故和不合格产品的出现，但与营养价值没有关系。

细看以上信息之后，产品的优劣就一目了然，广告宣传也不再能够轻易"忽悠"消费者购买那些对厂家来说利润最大的产品了。

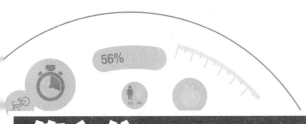

第六编 户外作业防护

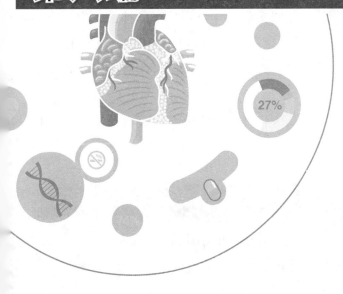

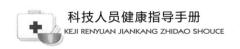

眼部化学品灼伤如何处理

如果一些化学物质或试剂，如汽油、石灰、氨水、热油、染发水等溅入眼中，要马上到医院诊治。化学品进入眼内会有疼痛、发红和烧灼感，致伤后立即引起眼部疼痛、畏光、流泪及视力障碍。轻者眼睑潮红、结膜充血、水肿、角膜混浊；重者眼睑、结膜、角膜坏死，苍白。

眼部化学品灼伤的救助措施如下。

（1）不要试图用任何化学物质来中和进入眼内的化学品。

（2）立即用大量清水冲洗眼睛，用手指把上下眼皮尽量张开，连续冲洗15分钟。尽可能转动眼球以便彻底冲洗。也可将面部浸入水中，睁开双眼，摆动头部，以稀释和冲洗面部化学物质。务必彻底除去残留于睑结膜、上下穹隆、半月皱襞及角膜上的任何化学颗粒。

（3）冲洗完成后，马上前往医院请专业医生诊治，不要自行包扎，也不要用眼杯。

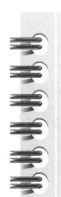

小贴士

救命黄金时间

人体通过呼吸将氧送到血液，血液经过循环到达全身各处，从而维持人的生命。由于人体内没有氧气储备，因此脑组织对缺氧极其敏感。随着心搏骤停，人的身体会出现一系列症状。

3～5秒——头晕和黑矇；5～10秒——晕厥；15秒左右——伴有全身性抽搐；10～20秒——意识丧失；30～60秒——瞳孔散大；

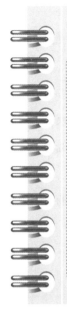

小贴士

60秒——自主呼吸逐渐停止；1～2分钟——大小便失禁；3分钟——开始出现脑水肿；6分钟——开始出现脑细胞死亡；8分钟——开始进入脑死亡状态；10分钟——发生不可恢复的损害。

研究表明，心肺复苏的成功率与开始进行心肺复苏的时间密切相关。心搏骤停后，如果在1分钟内对伤病员实施心肺复苏，复苏的成功率大于90%；4分钟内实施，成功率约60%；6分钟内成功率则约40%；8分钟内成功率约为20%；8～10分钟实施心肺复苏，复苏成功率几乎为0，即每延长1分钟，存活率就下降10%。通常，人们把4分钟称为救命的黄金时间，即黄金急救4分钟。

中暑如何处理

中暑是指在高温环境下，人体不能正常调节体温而发生的机体代谢紊乱的急性症状。造成中暑的因素有人的自身因素和环境因素。有些人身体承受力差，还有一些人身体素质差，体弱、肥胖、先天性汗腺缺乏等。他们容易疲劳、饥饿、失水、失盐，所以极易中暑。客观原因如在高温车间工作、通风不畅、露天作业、直接在烈日下曝晒、公共场所通风设备缺乏等，这些因素都会使人的身体散热减慢，甚至不能散热，而导致中暑。中暑按程度可分为先兆中暑、轻症中暑、重症中暑。重症中暑主要为失水失钠所引起的周围循环衰竭，表现以昏眩、面色苍白、皮肤湿冷、脉细弱、血压下降为常见。

中暑的救助措施如下。

（1）发生中暑后，立即把患者移至阴凉、通风处，静卧。

（2）解开患者衣扣、腰带等，敞开上衣，用电扇、冰袋、酒精等给患者降体温。

（3）在患者太阳穴上涂抹清凉油、风油精等，或口服仁丹、十滴水、藿香正气水等中药。体温高时用30%乙醇或凉水擦浴。

（4）丧失意识的患者让其侧卧，开放气道，出现心脏骤停者立即实施心肺复苏。

（5）针灸合谷、足三里等穴位。

（6）尽快叫救护车，在专业医生的帮助下抢救。

小贴士

现场急救常见误区

（1）未对现场安全状况进行评估，贸然进行急救。

（2）对现场的评估和巡视时间过长，耽误了急救。

（3）未做检伤分类。

（4）现场处理耗时过长，未能迅速而有效地处理威胁生命的伤害。

（5）伤病员运送未遵照优先原则。

（6）运送速度过快而导致医疗资源分配不均，或过慢而耽误急救。

（7）指挥不力，决策执行不明确。

（8）与其他救援团队沟通不良。

溺水如何处理

溺水是指被水淹的人由于呼吸道遇水刺激发生痉挛，收缩梗阻，造成窒息和缺氧，需要紧急抢救。重度溺水者溺水在3~4分钟以上，由于窒息，落水者出现昏迷、面部青紫肿胀、口鼻充满泡沫、肢冷、血压低、呼吸不规则、两肺湿啰音、心音弱。严重者可出现呼吸、心搏停止。

措施包括以下几点。

（1）发现溺水者后应尽快将其救出水面，但施救者如果不懂水中施救和不了解现场水情，不可轻易下水，可充分利用现场器材，如绳子、竿子、救生圈等救人。

（2）将溺水者的头偏向一侧，清理口腔、鼻腔内的泥草等异物，注意手指防护，取出义齿。

（3）控水要迅速。时间一般不超过1分钟，如果是淡水可以不控。

（4）控水方法有两种：倒立法，抱住溺水者双腿，向上提起。伏膝法，抢救者单腿跪地，将溺水者腹部置于自己另一条腿上，扶住其头部，反复拍打溺水者背部，使其吐水。

（5）判断溺水者的意识、呼吸等生命体征，如果有呼吸与心跳，可复原体位。

（6）溺水者无呼吸或呼吸无效时，可先吹气，然后进行心肺复苏。淹溺复苏流程必须优先进行上呼吸道处理和早期人工呼吸。

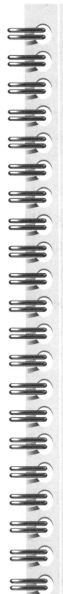

小贴士

现场急救的一般步骤

现场急救应遵循迅速、灵活、准确的基本原则，一般步骤如下。

（1）评估现场。迅速通过眼睛观察、耳朵听声、鼻子闻味，实地感受和思考，在数秒钟内完成对现场的评估。评估现场主要包括三方面内容。

①现场情况。评估伤病员是否仍身处险境、引起意外的原因、可用资源、需何种支援等。

②安全保障。重点是确保自身安全。清楚自己能力的极限，以免使伤病员及自身陷入险境，应尽量确保安全现场急救。例如，在切断现场电源的情况下，才可对触电者进行现场急救。

③做好个人防护。尽可能使用个人防护用品，如呼吸膜、医用手套等，以阻止病原体或毒物进入身体。同时要规范使用防护用品。

（2）及时呼叫救援。应及时呼救，寻求援助。

（3）基本检查。主要检查能致命的因素，如意识、呼吸、脉搏、大量出血及复杂骨折等。

（4）将伤者分类。伤者一般分成四类：轻伤员，可行走者；重伤员，仍可短暂等候，而不危及生命或导致肢体残缺；危重伤员，危及生命者；致命伤员，已死亡者。

（5）脱离现场，安全转运。伤病者经过现场急救后，根据伤病情况许可，应迅速转运，必要时派人监护，尽早脱离现场，安全送至医疗机构。

脱水如何处理

脱水是指细胞外液减少而引起的一组临床综合征。根据其伴有的血钠或渗透压的变化，脱水又分为低渗性脱水，即细胞外液减少合并低血钠；高渗性脱水，即细胞外液减少合并高血钠；等渗性脱水，即细胞外液减少而血钠正常。

轻度脱水，失水量占体重的2%~3%或体重减轻5%。仅有一般的神经系统症状，如头痛、头晕无力，皮肤弹性稍有降低。高渗性脱水有口渴感觉。

中度脱水，失水量占体重的3%~6%或体重减轻5%~10%，脱水的体表症状已经明显，并开始出现循环功能不全的表现。

重症脱水，失水量占体重的6%以上，或体重减轻10%以上，上述症状加重，甚至出现休克、昏迷。

脱水的救助措施包括以下几点。

（1）发现有人脱水时，立即呼叫急救，同时将患者移至安全的地方进行抢救。

（2）不要马上让患者大量饮水，若患者软弱无力，搀扶患者躺下或坐下，可以给患者饮用少量饮料。

（3）注意判断患者的脱水原因，是在水源断绝、大量出汗、不能或不会饮水、胃肠道失液等情况下产生的脱水现象还是发生低血糖。如果是等渗性脱水、低渗性脱水的患者，需补充生理盐水和葡萄糖盐水。

（4）不论何种脱水，除对症治疗外，病因治疗为重要原则。所以，一定要送脱水的患者到医院检查脱水病因。

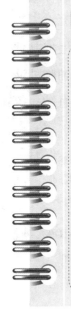

小贴士

测量脉搏的方法

脉搏是生命指征检查的第三项，提示患者的心脏功能是否正常。

心脏舒缩时，动脉管壁有节奏地、周期性地起伏叫脉搏。正常脉搏次数与心跳次数相一致，节律均匀，间隔相等。

测量脉搏的方法如下。

（1）成人最容易触摸到脉搏跳动的地方为：①手腕部的桡动脉：位于手腕的拇指根下；②颈部的颈动脉：位于气管与胸锁乳突肌之间；③大腿根部的股动脉：位于大腿上端，腹股沟中点稍下方。

（2）1岁以上的小儿，颈动脉搏动最易触及。

（3）1岁以下的小儿，由于颈部短而圆胖，颈动脉很难迅速找到且有可能压迫气道，可摸肱动脉或股动脉搏动。

猝死如何处理

猝死指平时身体健康或病情稳定，始料不及地因病突然死亡。世界卫生组织将急性症状发生后6小时内死亡者定义为猝死。猝死患者常有心脏疾病，常在心肌梗死、情绪激动或过度运动时发生。主要表现为意识突然丧失，常出现短时间的抽搐，心音渐无，心搏骤停，大动脉搏动消失，呼吸断续或停止。

猝死的救助措施包括以下几点。

（1）首先要迅速判断患者的意识、呼吸及循环体征等。

（2）发现患者倒地，心搏、呼吸骤停时，要立即对患者进行心前区叩击一次。叩击部位与胸外按压部位相同。迅速实施心肺复苏。

（3）以最快速度呼叫救护车，请专业人员进行诊治。

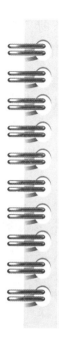

小贴士

体温测量方法

（1）口测法：先用75%酒精消毒体温表，放在舌下，紧闭口唇，放置5分钟后拿出读数，正常值为36.3℃～37.2℃。此法禁用于意识丧失的患者和婴幼儿。叮嘱患者不能用牙咬体温计，只能上下唇嘬紧，不能讲话，防止体温计被咬断和脱出。

（2）肛测法：多用于昏迷患者或小儿。患者仰卧位，将肛表头部用油类润滑后，慢慢插入肛门，深达肛表的1/2为止，放置3分钟后读数，正常值为36.5℃～37.7℃。

（3）肤测法：此法不易发生交叉感染，是测量体温最常用的方法。擦干腋窝汗液，将体温表的水银端放于腋窝顶部，用上臂把体温表夹紧，嘱咐患者不能乱动，10分钟后读数，正常值为36℃～37℃。

燃气中毒如何处理

在密闭的居室里使用煤炉取暖、做饭，使用燃气热水器长时间洗澡而又通风不畅时，容易发生燃气中毒。中毒轻者可出现头昏、头痛、无力、心悸、恶心、呕吐、站立不稳；严重者出现抽搐、大小便失禁、昏迷、血压下降、呼吸浅慢，皮肤、口唇及两颊呈樱桃红色。

燃气中毒的救助措施如下。

（1）发现燃气泄漏时，应立即切断气源，迅速打开门窗通风换气。但动作应轻缓，避免金属猛烈碰撞而产生火花，引起爆炸。燃气泄漏时，千万不要开启或关闭任何电器设备，不要打开抽油烟机或排风扇，不要在充满燃气的房间内拨打电话，以免产生火花，引发爆炸。不要在室内停留，以防窒息、中毒。液化气罐着火时，应迅速用浸湿的毛巾、被褥、衣物扑压，并立即关闭液化气罐阀门。

（2）立即使患者脱离中毒环境，开窗通风并注意为患者保暖。

（3）患者需安静休息，尽量减少心肺负担和耗氧量。要让有自主呼吸能力的患者充分吸入氧气。

（4）对呼吸、心跳停止的患者，立即进行心肺复苏，同时拨打急救电话呼救。

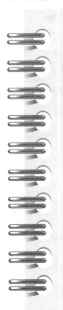

小贴士

气道畅通方法

患者在丧失意识后，往往舌根后坠，导致气道阻塞。此时应立即将患者仰卧，安置在桌面、楼板、地面等坚硬平面上，采取适当的方法使其舌根离开咽后壁，保持气道通畅。

方法有以下两种。

（1）仰头抬颈。患者去枕，救护者位于患者一侧，一只手置患者前额向后加压，另一只手托住其颈部向上抬颈。

（2）仰面举颏。救护者位于患者一侧，一只手置患者前额向后加压，另一只手四指置于其下颏外的下颌骨上，将颏部上举，使下颌尖和耳垂的连线与地面垂直。注意勿压迫颏下软组织，以免压迫气道。举颏法适于疑有颈部受伤的患者，它不需伸长患者的颈部。

冻伤如何处理

冻伤是人体遭受低温侵袭后发生的损伤。冻伤与寒冷、潮湿、局部血液循环不畅和抗寒能力下降有关。局部冻伤多见于肢体局部损伤。全身冻伤表现为体温下降，皮肤苍白水肿，全身肌肉僵硬，呼吸、心跳微弱甚至停止。

冻伤的救助措施如下。

（1）现场救护动作要迅速，抢救要及时。若有条件，马上把患者送进温暖的房间，给患者喝热水，以提高体温。

（2）将冻伤的部位浸泡在38℃～40℃的温水中。患肢颜色发红时，可停止浸泡。注意浸泡时间不宜过长。

（3）伤肢肿胀较重或已有炎症时，将健康一侧的肢体放入温水浸泡。若局部有水泡，不要弄破，待其自然消退。

（4）无热水浸泡，可将冻伤部位放在自己或急救人员怀中取暖，以恢复血液循环。

（5）若患者心跳、呼吸停止，立即实施心肺复苏，同时注意对患者保温。

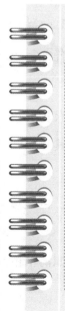

小贴士

适用止血带的注意事项

要注意止血带的适用范围，当四肢大动脉出血用加压包扎不能止血时，才能使用止血带。

止血带的部位要适当，止血带要绑在伤口上方肌肉多的部位，上下肢中段不能上止血带，以免压迫神经。

止血带不能直接扎在皮肤上，应用纱布、棉垫、绷带等作为衬垫，以隔开皮肤和止血带。紧急时，可将裤脚或袖口卷起，止血带扎在其上。

止血带松紧要适当，过紧影响血液循环，损伤神经组织，造成肢体坏死；过松达不到止血的目的。应以出血停止并且摸不到远端动脉搏动为度。

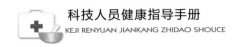
烫伤与烧伤如何处理

烫伤和烧伤事故常见于日常生活中，尤其是3岁以下儿童的烧伤更为多见，如能及时采取救助手段，可有效减缓伤害程度。烧伤严重程度可分为四级。轻度烧伤：总面积小于10%的二度烧伤。中度烧伤：总面积10%～30%的二度烧伤，或三度面积小于10%。重度烧伤：总面积在30%～50%，或三度烧伤面积在10%～20%，或全身情况严重或已有休克；或有复合伤或合并伤；或有化学中毒；或有吸入性损伤。特重烧伤：总面积在50%以上，或三度烧伤面积在20%以上。

烫伤与烧伤的救助措施如下。

（1）烫伤后，要迅速除去热源，离开现场，在第一时间用清水冲洗伤口10分钟以上。如果烫伤较轻无伤口，可用獾油、烫伤药膏或牙膏涂在患处。

（2）对烧伤者，在隔断热源后，立即脱去着火的衣物并灭火，将伤肢浸入5℃～15℃的冷水中20分钟。应尽量使其呼吸畅通，然后小心除去伤者创面及周围的衣物、皮带、手表、项链、戒指、鞋等。对粘在创面的衣物等，应先用冷水降温后，再慢慢地除去。

（3）当遇到严重烫伤或烧伤患者时，应用敷料（如清洁的布料等）遮盖伤处，立即送往医院救治。

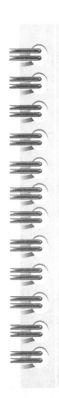

小贴士

检查呼吸的方法

在气道开放以后，需在10秒内判定患者有无呼吸，可通过三种方法来确定。

（1）观察患者胸腹是否有起伏。

（2）听口鼻是否有气流音。

（3）用面颊感觉口鼻有无气流。

正常呼吸频率：成人每分钟呼吸15～20次。儿童每分钟呼吸20～50次，儿童的呼吸频率随年龄的增长而减少，逐渐到成人的水平。呼吸次数与脉搏次数的比例为1：4。

呼吸频率的改变：①呼吸增快（>24次/分）：正常人见于情绪激动、运动、进食、气温增高。异常者见于高热、肺炎、哮喘、心力衰竭、贫血等。②呼吸减慢（<10次/分）：见于颅内压增高，颅内肿瘤、麻醉剂、镇静剂使用过量，胸膜炎等。

骨折如何处理

骨折不论在平时或运动时都可发生，骨折的原因可分为外伤性和病理性两大类，外伤性骨折较为常见。

骨折的救助措施如下。

（1）首先处理危及生命的并发症，如休克、大出血、呼吸困难等。

（2）24小时以内的开放性骨折应根据病情清创到医院缝合，无条件时用无菌敷料包扎固定处理，根据病情送医院诊治。

（3）用双手稳定及承托受伤部位，限制骨折处的活动，并放置软垫，用绷带、夹板或替代品妥善固定伤肢。

（4）如上肢受伤，则将伤肢固定于胸部；前臂受伤可用书本等托起悬吊于颈部，起临时保护作用。下肢骨折时不要试着站立，将受伤肢体与健侧肢体并拢，用宽带绑扎在一起；脊柱骨折应将患者放于担架上，平卧搬运，不要在患者弯腰姿势下搬动，以免损伤脊髓。

（5）应垫高伤肢，减轻肿胀。

（6）如果伤肢已扭曲，可用牵引法将伤肢轻沿骨骼轴心拉直；若牵引时引起伤者剧痛或皮肤变白，应立即停止。

（7）完成包扎后，若伤者出现伤肢麻痹或脉搏消失等情况，应立即松解绷带。

（8）如果伤口中已有污物，不要用水冲洗，不要使用药物，也不要试图将裸露在伤口外的断骨复位。应在伤口上覆盖灭菌纱布，然后适度包扎固定。

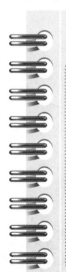

小贴士

人工呼吸的注意事项

（1）只有在患者呼吸停止时，才施行人工呼吸。

（2）若吹气进入自由并且胸廓抬起，说明气道通畅；若吹气不能自由进入或胸廓不能抬起，通气无效，可能是气道有阻塞，或是吹气的容量或压力不够。

（3）吹气量一般以可使胸廓抬起但又不引起胃膨胀为度（成人800～1 200 ml）。吹气应缓慢均匀，不可用力过猛，以防肺泡破裂；若吹得过快，会使气体进入胃内，造成胃膨胀，横膈上升反而减少肺的容积，影响人工呼吸的效果。

（4）如果怀疑颈或脊柱有损伤，则禁做人工呼吸。

高空坠落如何处理

高空坠落是指从高处坠落，受到高速的冲击力，使人体组织和器官遭到一定程度破坏而引起的损伤。高处坠落常见多个系统或多个器官的损伤，严重者当场死亡。

高空坠落的救助措施如下。

（1）伤者若失去意识，要让其躺在地上，不要随意搬动。

（2）解去伤者的衣物，松开衣领、纽扣、腰带等，使伤者呼吸道通畅，去掉伤者的义齿等物，清除口腔内的分泌物。

（3）发现伤者有口、鼻腔出血时，让伤者头向侧倾，防止血液逆流进入咽腔。

（4）如有创伤，应进行止血、包扎。对怀疑颅底骨折和脑脊液漏患者切忌填塞，以免导致颅内感染。

（5）怀疑腰部、手足部骨折时，应用木板、树枝将受伤部位固定，不要移动受伤部位。

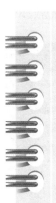

小贴士

失血量与主要症状

出血量	占体内总重量百分比	主要症状
<500 ml	10% ~ 15%	症状不明显
<1 500 ml	15% ~ 30%	头晕、眼花、心慌、面色苍白、呼吸困难、脉细、血压下降
>1 500 ml	30%以上	严重呼吸困难、心力衰竭、休克、出冷汗、四肢发凉、血压下降

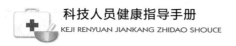
电击如何处理

电击是指电流对人体的损伤，主要是电热所致的灼伤和强烈的肌肉痉挛，影响到呼吸中枢及心脏，引起呼吸抑制或心搏骤停。轻者头昏、心悸、四肢肌肉收缩无力、面色苍白，严重电击伤可出现昏迷、持续抽搐、心室纤颤，可能致残，直接危及生命。

电击的救助措施如下。

（1）发现有人触电，应立即拉下电源开关或拔掉电源插头，若无法及时找到电源开关或断开电源时，可用干燥的竹竿、木棒等绝缘物挑开电线，使触电者迅速脱离电源。

（2）急救人员要注意自我保护，如在潮湿处要穿绝缘鞋、戴绝缘手套等，确保自身安全情况下再进行急救。

（3）将脱离电源的触电者迅速移到通风干燥处仰卧，将其上衣、腰带放松，观察触电者有无呼吸、脉搏。必要时做心电监护。

（4）若触电者呼吸及心搏均停止时，应在做人工呼吸的同时实施心肺复苏抢救，及时叫救护车，送医途中绝对不能停止施救。

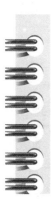

小贴士

心脏按压注意事项

（1）只有在患者心脏停止跳动时，才施行胸外心脏按压。

（2）按压位置必须准确，否则容易损伤其他脏器。手掌不能离开病人胸壁，以保证动作的连贯性和弹性。

（3）按压的力量大小应依患者的身体、胸廓情况而定。身强力壮

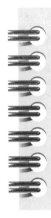

小贴士

胸肌发达者按压力量可适当增大，如果力度过轻，胸腔压力小，不足以推动血液循环；对于呼吸、心跳停止的儿童用双指按压的力度即可；老年人骨质较脆，用力过大容易导致胸骨骨折，引起气胸、血胸。

（4）每次向下按压时间较短，只占一个按压周期的1/3，放松时间应占2/3。有呼吸停止者应同时进行人工呼吸，否则单纯心脏按压很难奏效。救护者应坚持不懈，直至医护人员到来。

骨折如何处理

骨折不论在平时或运动时都可发生，骨折的原因可分为外伤性和病理性两大类，外伤性骨折较为常见。

骨折的救助措施如下。

（1）首先处理危及生命的并发症，如休克、大出血、呼吸困难等。

（2）24小时以内的开放性骨折应根据病情清创到医院缝合，无条件时用无菌敷料包扎固定处理，根据病情送医院诊治。

（3）用双手稳定及承托受伤部位，限制骨折处的活动，并放置软垫，用绷带、夹板或替代品妥善固定伤肢。

（4）如上肢受伤，则将伤肢固定于胸部；前臂受伤可用书本等托起悬吊于颈部，起临时保护作用。下肢骨折时不要试着站立，将受伤肢体与健侧肢体并拢，用宽带绑扎在一起；脊柱骨折应将患者放于担架上，平卧搬运，不要在患者弯腰姿势下搬动，以免损伤脊髓。

（5）应垫高伤肢，减轻肿胀。

（6）如果伤肢已扭曲，可用牵引法将伤肢轻沿骨骼轴心拉直；若牵引时引起伤者剧痛或皮肤变白，应立即停止。

（7）完成包扎后，若伤者出现伤肢麻痹或脉搏消失等情况，应立即松解绷带。

（8）如果伤口中已有污物，不要用水冲洗，不要使用药物，也不要试图将裸露在伤口外的断骨复位。应在伤口上覆盖灭菌纱布，然后适度包扎固定。

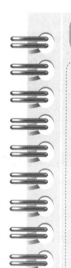

小贴士

创伤止血法

对伤口止血时，先要对伤口消毒。把消毒药水用冷开水调稀冲洗伤口。小伤口用清水和肥皂清洗就可以了。有污物的伤口，要用消毒棉签或棉球小心清理。（注意：救护者处理伤者的伤口时，要先把自己的手消毒，再戴上一次性手套以保个人安全。）

一般止血法，适用于浅的划伤和擦伤出血。

（1）局部用生理盐水冲洗，周围用75%的酒精涂擦消毒。涂擦时，先从近伤口处向外周擦。

（2）伤口盖上无菌纱布，用绷带包紧，绷带的压力通常能促使血液在伤口处凝固。

（3）如果患部有较多毛发，应剃去毛发再清洗、消毒、包扎。

犬咬伤如何处理

犬咬伤的危险性主要在于咬伤后引起的狂犬病，狂犬病是指被感染狂犬病病毒的动物咬伤、抓伤、舔舐伤口或黏膜而引起的急性传染病。狂犬病病毒存在于狗、猫、狐狸等动物的神经组织和唾液中，当人被病犬咬伤后，病毒经伤口进入人体内。病毒进入人体后并不立即发病，潜伏期长短不一，长的可达一年以上。狂犬病主要表现为恐水、怕风、烦躁不安及咽肌痉挛等，一旦发病，病死率为百分之百。

犬咬伤的救助措施包括以下几点。

（1）犬咬伤的处理要遵循冲洗、消毒、接种三个步骤。冲洗伤口要快，要彻底，至少要冲洗15分钟以上。尽量把伤口扩大，并用力挤压伤口周围的软组织。

（2）冲洗后可用2%~3%碘酒或75%酒精涂擦伤口。

（3）伤口一般不缝合、不包扎、不涂软膏、不要用粉剂。

（4）伤口反复冲洗后，再送医院接种狂犬病疫苗。注射狂犬病疫苗必须在24小时内进行。

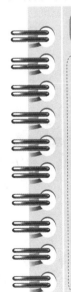

小贴士

创伤出血的种类

（1）动脉出血：颜色鲜红，随心脏的收缩而大量涌出，出血速度快，出血量大，须经急救才能止血。尤其是四肢的大动脉出血，剧烈时呈喷射状，如不及时止血，会很快导致失血性休克，甚至死亡。

（2）静脉出血：颜色暗红，出血速度较快，出血逐渐增多，剧烈时如喷泉般涌流，多不能自愈。如不及时控制，逐渐形成失血性休克。

（3）毛细血管出血：颜色鲜红，由伤口呈点状或片状渗出（一般家居受伤多是这一种），常可自行凝固。

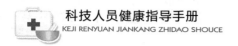
知识链接　遇到洗涤剂中毒怎么办

洗涤剂，如洗衣粉、洗涤剂、洁厕灵等，保管不善或与食物混放，很容易让人误服。洗衣粉用途广，也极易被儿童、老人误服。它的主要成分是月桂醇硫酸盐、多聚磷酸钠及荧光剂，服后可出现恶心、呕吐、腹泻等症状，并伴有口腔、咽喉疼痛。洗涤餐具、蔬菜和水果的洗涤剂主要成分是碳酸钠、多聚磷酸钠、硅酸钠和界面活性剂，碱性强于洗衣粉，因其碱性大，对食管和胃的破坏性就强。洁厕灵极少发生误服，大多是故意行为。洁厕灵液体多用盐酸、硫酸配制，粉末的主要成分是氨基硫酸，易溶于水，也是强酸性的。误服强酸性的洗涤剂，容易造成食管和胃的化学性烧伤，治疗起来很困难。

洗涤剂中毒的救助措施如下。

（1）误服洗衣粉后应尽快催吐，在催吐后可服牛奶、豆浆、鸡蛋清等。

（2）洗涤剂误服后要立即食用200毫升牛奶或酸奶、水果汁等，同时喝下少许油，缓解对黏膜的刺激，立即送医院请专业医生诊治。

（3）洁厕灵误服可烧伤食道，立即口服牛奶、豆浆、蛋清和花生油等，严禁催吐、洗胃及灌肠。

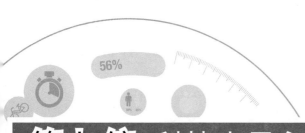

第七编 科技人员心理健康及减压指导

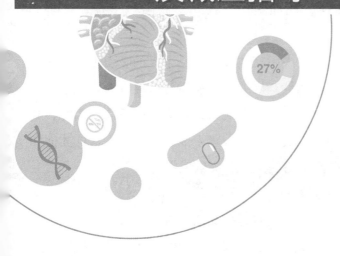

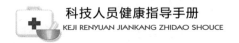

影响人际关系的因素有哪些

一个人要在社会中生存，就离不开人际关系。而我们每天都要与人接触，处理各种各样的人际关系，这些问题直接影响着我们的工作和生活，也影响着我们的心情。只有处理好各种人际关系，我们才能更好地工作，在工作中得到快乐和满足。具体来说，影响个体人际关系的因素有哪些呢？

1. 个人品质

在人际交往伴随的种种心理因素中，其中有些因素会对人际交往起到积极促进作用，例如正确地认知自我和他人、开朗乐观的性格、宽容大度的胸怀、真挚友好的情感等；有些因素则会阻碍人际交往，比如虚伪、嫉妒、狭隘、多疑、孤僻心理，等等。

由此可以看出，在人际交往过程中，个人的吸引力总是从外表特征逐渐转向内在属性。好的个人品质可以促进人际关系的和谐发展，而不好的个人品质则会成为人际关系的障碍。因此，我们必须塑造良好的个人品质，以求赢得他人的喜爱，这样才能和同事之间建立和谐而融洽的关系，快乐工作。

2. 时间因素

在人际交往中，时间因素是指交往的机会、频率。对于上班族来说，这个因素主要影响的是同事之间的关系。在单位中，虽然空间距离不大，但"鸡犬之声相闻，老死不相往来"，也难形成良好的人际关系。

人际交往是建立人际关系的基础。一般来说，交往的频率越高，越容易相互理解，形成共同语言、态度、兴趣、经验和感受，有利于良好人际关系的建立；而交往次数少，相互缺少了解，就会产生冷落感，导致感情疏远，很难建立良好的人际关系。因此，应该加强和同事之间的交往，在交往中彼此了解，相互熟悉，进而相互帮助，建立友谊，最终形成良好的人际关系。但是有一点需注意，交往要掌握一个度，频率不要过于频繁，这样可能破坏对方的工作和生活，引起对方的反感，适得其反。

3. 空间因素

空间因素是指交往双方物理距离的远近。心理学研究表明，人与人之间位置上越接近，越容易形成彼此之间的密切关系。因为空间距离接近，使双方相互交往、相互接触的机会更多，彼此之间容易熟悉，如邻居、同事、合作伙伴等。每天低头不见抬头见，自然在工作和生活中相互关心和帮助就多，就容易形成良好的人际关系。人们常说的"远亲不如近邻，近邻不如对门"，说的就是人与人之间在地理位置上越接近，越容易建立良好的人际关系。

如果彼此间的空间距离较远，很长一段时间都不能碰面，很少有语言和思想的交流与碰撞，即使是很好的朋友也会由熟悉变得陌生，所以人们常说："三年不上门，是亲也不亲。"所以，要想建立和谐的人际关系，就要缩短彼此的空间距离，和亲朋好友之间经常互相走动。虽然多数员工的工作时间不是很固定，工作比较忙，但是也要抽出一定的时间陪自己的亲人和朋友，以此来巩固彼此间的感情。

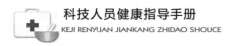

4. 仪表风度

所谓仪表风度，是我们通常所说的外表、长相、气质等。尤其是初次与人交往或在大众社交场合下，一个人的外表，即"第一印象"，往往起着至关重要的作用，它直接影响着人际间相互关系的建立与进一步发展。也就是说，如果你能给他人留下良好的第一印象，他人就会认为你有良好的品质，就会被你吸引。

社会心理学的研究表明，人的美丽外表会引发明显的晕轮效应，使人们在心理上对美貌的人的其他方面也能作出更为积极的评价。对此，美国学者艾伯特·梅拉比安等提出"7/38/55"定律：信息的全部表达=7%的语调+38%的声音+55%的外表，即人与人之间的沟通交往取决于视觉、声音和语言三要素。在三者之中，人们对一个人的看法——视觉因素，也就是外表，比例高达55%；而声音部分，包括辅助表达的口气等，只有38%；语言即谈话的内容，只有7%。由此表明，人的外在吸引力的确是影响人与人之间交往的重要因素。

5. 互补因素

互补性因素，是指在交往过程中，交往双方互相获得满足的心理状态。当双方的需要以及对对方的期望正好形成互补关系时，就会产生强烈的吸引力，有利于建立良好的人际关系。研究表明，当涉及人际交往中最关键因素或社会角色相互对应时，互补就成了影响人际吸引的主要因素。互补还有一种情况，即他人的某一特点满足了个人的理想，从而增加了他对这个人喜欢的程度，这样也会促使彼此建立人际关系，互相满足。

6. 学识与能力

才华横溢的人本身就具有很强的吸引力。一个人的学识和能力会令人产生钦佩和倾慕感。现实中人们对有能力人的态度异于常人。在其他条件对等的情况下，虽然从表面上看，一个人能力越高、越完善，就越能受到欢迎，但是研究结果表明，实际情况并非完全如此。

对此，有心理学家曾做过这样一个实验：让每个被试者听四种不同的谈话录音。四种录音的内容不同，但都是智力测验节目。录音中，其中两个人很聪明，学习成绩很好，另两个智力水平中等，学习成绩一般。在谈话快结束时，一个聪明人和一个中等智力的人都不小心各打翻了一杯咖啡，弄脏了新衣服。听完录音后，主试者请被试者指出他们对录音中四个人的喜欢程度，那个打翻了咖啡又聪明的人是最受欢迎的，而那个打翻了咖啡又不够聪明的人是最不受欢迎的。

此实验实际上是给被试者呈现四种人：

才能出众又犯了错误的人；

才能出众而未犯错误的人；

才能平庸而犯了错误的人；

才能平庸未犯错误的人。

实验表明，才能出众但有错误的人被评价为最有吸引力，才能平庸而犯同样错误的人被认为最缺乏吸引力，才能出众但没有错误的完美者吸引力为第二，平庸但没有错误的人吸引力居第三。这一实验提供了一个有力的证据：在一定程度上，一个才能出众但偶尔有点小错误的人比没有错误的人更令人感到亲切，受人欢迎。因为每个人都希望自己周围的人有才能，但如果别人的才能使自己可望而不可即，人则会产生心理压力，也就不会对这样的人有好感。如果一个人的才能与被人喜欢的程度不能在一定范围内成正比，或者超出这个范围，别人可能会逃避或拒绝。后来，心理学家将这一现象称为"犯错误效应"。这种现象说明，人们的自我价值保护心理影响着人们对喜爱对象的选择。

通过心理学家的进一步研究，发现"犯错误效应"与接受者的性别角色、学识能力水平以及自尊心也有一定的关系。从性别因素上看，男性更喜爱犯了错误的才能出众的男性，而女性则更喜欢能力出众而没有错误的人。有些小缺点而学识才能卓著的人，对能力差且自尊心低的人和能力强而且自尊心也强的人缺乏吸引力。原因是，前者崇拜具有高深学识的才干者，认为他非常完美，一旦出现缺点，就像眼睛里进了沙子，无法容忍；而后者对才能出众却连一点小缺点也不注意克服的人感到失望，认为不值得自己崇拜，自然不会对他们产生交往的欲望。

7. 相似的特点

相似性因素，指的是交往双方在理想、信念、价值观、兴趣爱好等方面有相似的态度。俗话说："物以类聚，人以群分。"人们对事物是否持有相同的态度才是人以群分的基础。

为了研究态度的相似程度与吸引力的关系，社会学家纽科姆进行了一个实验：他为17个不相识的大学生提供免费住宿16周。在住进宿舍前，研究者先对他们的态度、价值观和个性特征等进行了测验，将态度、价值观和个性特征相似或不相似的大学生安排在同一间房子里居住，然后定期测验他们对一些事情的态度。研究发现，实验初期，空间距离是决定彼此交往程度的主要因素，而到了实验后期，情况发生了转变，彼此间的态度、价值观和个性特征的相似性超过了空间距离的重要性。最后，纽科姆让这些大学生自由选择室友，结果，相同意见和态度者选择了入住同一房间。这说明，交往双方间的相似之处是相互吸引的重要基础，越相似，彼此就会越吸引，产生亲密感，进而建立良好的人际关系。

为什么相似会导致人们相互吸引呢？原因如下。

相似的人有共同语言。在现实生活中，人们愿意与自己相似的人交往，相似性使人们能够相互理解，有共同语言，有更多的话题。老乡和工作相同的人之间往往多一层亲近感，因为共同的成长背景和工作性质使他们多了很多共同语言，有利于彼此间的沟通交流。

人们以为与自己相似的人会喜欢自己。从心理学的角度说，人们更倾向于喜欢与自己相似的人，所以也就想当然地认为人同此心，觉得他们喜欢的人也会喜欢自己，彼此都这样想，最终就容易走到一起，形成了人际吸引的良性循环。

相似的人可以为个体的信仰和态度提供支持。心理学家认为，人们在交往的时候，相似的观点对人际吸引影响很大，是因为当人们发现别人的观点与自己相近时，会产生一种"我是正确的"奖励效果，认为自己得到了认可，从而更喜欢与自己意见相同或相近的人交往。而当别人与自己观念不同时，则会提醒自己

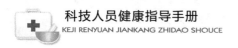

可能是错误的。因为彼此相似，可以为自己的态度和想法提供支持，感觉自己不是孤立的，所以，志同道合者更容易建立好的人际关系。

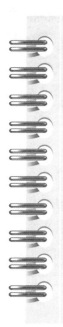

小贴士

心存嫉妒有损健康

在各种心理问题中，嫉妒对人伤害最大。因为嫉妒他人，内心会产生严重的怨恨，又不能得到有效的沟通，时间一长，会使心中的压抑聚集成心理问题，对健康造成极大的伤害。

嫉妒者的表现：争强好胜；不能树立正确的目标；对自己的现状不满，爱发牢骚；自我评价低，自卑感强烈；自我感觉良好，希望别人不如自己，通过别人的不好来体现自己的优越感；感到别人的存在对自己构成了威胁。

远离嫉妒的心理，就要懂得自我宣泄，拥有正确的人生观，正确地对待竞争，正确地对待他人的成绩，并找到正确认识事物的方法，这样才能拥有健康的心态。

人际交往的不良心态有哪些

应该说，每个人都渴望与他人交往，拥有友情，但是许多人常常不能与人顺利交往，因此产生了严重的失败感。他们之所以会失败，除了客观因素外，与自身的认知、情绪、人格等方面也有一定的关系。由于自身认知存在问题，有的人不愿与人交往；而有人则是受个性的影响，不敢与人交往；有的人是由于技巧的原因，不善与人交往；但最悲哀的莫过于因为个人品德的原因，人们不愿与其交往，等等。

人们主观的不良心态对人际交往的影响是很大的。一般来说，人们在人际交往中，主要存在着以下不良心理。

1. 自傲心理

在交往中，有些人总是过高地估计自己，总觉得别人一无是处，自己优于别人，盛气凌人，自以为是，不愿与人为伍。

2. 自恋心理

与自傲心理不同，自恋心理主要是指内部的心理体验，表现为自我感觉良好，过分地自我关心、自我欣赏，恃才傲物，容易忽视他人。

3. 自卑心理

自卑的人很难和别人为伍，他们总觉得自己有很多的不足，没有优点和优势，又没有能力，对自己缺乏正确的认知，因此在交往中缺乏自信，没有勇气，更不会主动与人交往。

4. 自私心理

自私的人在交往中总是以自我为中心，一切都以自己的利益为出发点，以满足自己的欲望为目的，不顾他人的利益和需求。因此，这种人时常引起他人的不满和反感，也就很难形成良好的人际关系。

5. 虚假心理

虚伪是人际交往的大忌。在交往中，有些人对他人缺乏真诚，逢人只说三分话。虚情假意的人，很难获得他人的信任。这样的人通常也不容易去相信别人，因此，这种心理影响着人际关

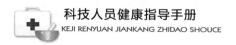

系的产生和发展。

6. 敏感心理

在交往过程中，有的人有太重的自我牵连倾向，对他人的言行举止过分敏感、多疑，因此经常使自己陷入痛苦和焦虑之中，不能自拔。

7. 嫉妒心理

在交往过程中，嫉妒心理是最可怕的。有嫉妒心的人，会对他人的长处和优势、荣誉和成绩十分不满，抱有憎恨情绪，冷嘲热讽，甚至采取不道德行为或者不择手段地去攻击他人，影响正常的人际交往。

8. 敌视心理

敌视心理表现为仇视他人，厌恶他人，认为人与人之间无真诚可言，皆为尔虞我诈，易产生报复行为和其他攻击行为。

9. 刻板、泛化心理

刻板的人思想比较僵化，因而在交往过程中，他们总是会以自己原有的认知结构和评价标准机械地认识和看待对方，缺乏灵活性。他们会把对方的某一优点或缺点无原则地加以泛化，很难看到正确而真实的一面，进而影响交往的健康发展。

10. 支配心理

在交往中，支配心理是以满足支配欲为目的，进而拉帮结伙的一种不良心理。若对方不听其支配，便处处加以为难或施以惩罚，使之畏惧，或与其对抗，从而影响良好的人际关系的形成。

以上十种不良心理并非孤立存在的，而是彼此间相互交错、相互作用的。在不同的交往过程中，它们起着不同的作用。

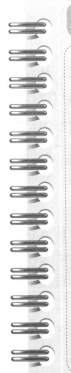

小贴士

过于敏感容易心理衰老

心理学家研究发现，敏感多疑的人常常使自己处于忧愁、焦虑的心理状态中，总担心自己会遭到别人的伤害，并不断给自己的心理加压，以至于终日处于紧张、焦虑的心理状态之中，最终导致心理崩溃、自信心丧失，出现种种"心衰"症状。

这种"心衰"并非生理上所说的心力衰竭，而是一种心理衰老的象征。敏感多疑性格的形成常常是由于个性好强、固执刻板、因循守旧、性格内向，心胸不够宽广，看问题缺乏灵活、变通的思路和方法，而且往往是以想当然的态度对待周围的人和事。

所以，过于敏感的人总是在不良的心理暗示作用下，怀疑自己疾病缠身，或处在一种惊恐不安和消极的状态中。如果不能及时地调整心态，长期处于这种"心衰"的状态中，将会降低人体的免疫力，影响人体健康。

如何提高自己的抗压能力

要想让自己拥有健康的心理，就要提高自己的抗压能力。心理学认为，个体可以有三种应对压力的中介机制。

一是心理调整机制，指个体的认知评价，主要是对压力的强度、性质、有无威胁等作出评价，从而得出压力对于客观事件的严重性，自身的能力评估，局面的控制类型，行为、认知和思维的自我控制，环境的控制等结论。但是认知评价本身也受到压力源的可预期性、压力源的可控制性、个体的人格特征、个体的生活经历、当时的身心状态等因素的影响。

积极的认知评价，可以使得大脑皮层唤醒水平提高，从而产生积极的情绪反应，注意力集中，思维积极乐观，能够根据现实调整需要和动机，对传入信息进行正确评价，发挥应对能力。而消极的认知评价，则会使得反应过度，唤醒焦虑、激动、低落或抑郁等不健康情绪，导致认知能力下降，自我概念模糊，从而不能对压力做出正确判断及有效应对。

二是社会调整机制，指社会支持系统。具体来说，社会和他人可以给予当事人信息、物质支持，更重要的是可以给予关怀、影响、教育、激励和保证等精神支持。良好的社会支持系统，可以使压力事件的强度相对降低。

三是生物调整机制，指个体自身具有的生物调整系统。主要有以下三种。

（1）心理—神经中介机制，该机制通过交感神经—肾上腺髓质轴来调整。

（2）心理—神经—内分泌中介机制，该机制通过下丘脑—腺垂体—靶腺轴进行调整。

（3）心理—神经—免疫机制，该机制通过免疫系统与中枢神经系统进行双向调整。

针对当前白领阶层越来越严重的心理压力问题，心理专家提出了"职业压力管理"的概念，这个概念并不是要彻底消除这种压力，而是缓解或分散压力。

　　放松、退缩、重整，是国际上流行的"3R原则"，是一种比较行之有效的"减压"方法。这种方法的理论核心就是尽量避免遭遇压力源，尽力放松自己的情绪，适时调整自己的目标或期望值。对已存在的正面压力、自发压力或过度的压力要力求寻找一个平衡点。

　　要达到这种减压效果，方法多种多样，原则只有一条：要么改变个体的处境，要么改变个体面对处境的反应，要么改变个体看待处境的方式。灵活掌握这种"3R"原则减压法，对于提高个体抗压能力功效显著。

　　积极应对压力，提高个体抗压能力，可以从以下几个方面做起。

　　学会换位思考，学会多角度、全方位看问题。

　　学会宣泄，一吐为快。通过向亲友倾诉、写日记等方式，把自己的不快宣泄出来，压力自然就减轻许多。

　　接受帮助。学会向朋友求助，学会"善假于物"，良好的人际关系可以有效化解压力。

　　学会放松，降低生活期望值。过分完美的生活期望，只会给人平添不必要的心理负担。

　　学会专注，不要同时做几件事。与其同时做几件事，不如一次做好一件事。

积极进行体育锻炼，从而放松身心，缓解紧张情绪。

养成良好的作息习惯，积极乐观的生活态度，把工作看成一件乐事。

学会分散注意力，用自我暗示等方式来减压。

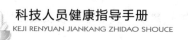

音乐带来好心情

音乐疗法是一种心理治疗方法，利用音乐促进健康，可以作为消除心理障碍的辅助手段。根据心理障碍的具体情况和个人爱好，可以适当选择音乐欣赏、独唱、合唱、乐器演奏、作曲、舞蹈、参加音乐比赛等形式。

心理学家认为，音乐能改善人的心理状态。通过音乐这一媒介，可以抒发感情，促进内心的流露和情感的相互交流。

音乐疗法是一种使用歌曲和乐器来改善患者病情的治疗方法。治疗对象多半是痴呆症、自闭症等有心理疾病的患者。一般医院多采用药物治疗，音乐疗法则不需要药物，而是运用心理学的方法，给患者以心理上的关爱与治疗。专家指出，音乐对于老年痴呆症的治疗有显著的疗效。许多临床资料和实验研究证明，音乐在改善注意力、增强记忆力、活跃思想、丰富和改善情绪方面有明显的功效，有利于缓解孤僻人们的情绪，加强人们对人生意义的认识和增强自我信心。

用良好的人际关系化解压力

心理学研究表明，良好的人际关系作为缓解压力的社会支持系统的一部分，对于提高个体抗压能力，缓解工作生活中不断积累的压力有重要作用。

幸福感研究表明，结婚的人或有朋友的人，他们生活得更幸福些。人际交往作为人类社会中不可缺少的一个组成部分，会使得个体的许多心理需求，例如认同感、尊重感和成就感等得到满足。如果人际关系受到破坏，个体不可避免会产生孤立无援或被社会抛弃的感觉，幸福感也会有很大幅度的降低。面对压力就更加敏感和脆弱，感觉难以应对。

同时，良好的人际关系意味着健全的社会支持系统，能够获得更多的物质和精神上的帮助，使得个体能够更好地应对压力。

而人际关系不好，往往是由于多种因素，也许是因为工作压力过大，导致自身在与人交往时过分患得患失，因恐惧心理导致对社会活动的退缩与逃避。而受到破坏的人际关系又会直接间接地加重人们的心理负担，使得压力非但得不到缓解，反而形成一种恶性循环。

与人交往，想要形成一种良好的人际关系，就要遵循以下几个原则。

（1）相互性原则，学会互相尊重，互相接纳。

（2）交换性原则，学会根据自身价值观选择真正于己于人有价值的人际关系。

（3）自我价值保护原则，指对他人的评价做出一种认同或者疏离的反应。

（4）平等原则，指学会平等待人。

（5）相容原则，指学会包容。

（6）信用原则，指学会守诺。

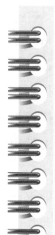

小贴士

哭泣超过15分钟可伤身

哭泣会使心中的压抑得到不同程度的宣泄，从而减轻精神上的负担。心理学家主张：想哭时就哭，强忍着眼泪会增加精神负担。但是哭泣时间不要过长，否则会伤身。

当压抑的心情得到缓解、发泄后就不要再哭泣了，否则对身体是一种伤害。因为人的胃肠机能对情绪变化较敏感。忧愁悲伤时哭泣时间过长，胃的运动减慢，胃液分泌减少，酸度下降，会影响食欲，甚至引起胃炎、胃溃疡或十二指肠溃疡。

充足的睡眠是减压的良方

现代医学认为，睡眠是一种主动过程，是恢复精力所必须进行的休息过程。

人脑中有专门的中枢管理睡眠与觉醒，个体在睡眠时只是换了一种工作方式，使能量被储存起来，从而促进精神和体力的恢复；适当的睡眠是最好的休息，既是维护健康和体力的基础，也是一种减压的良方。

我们说充足的睡眠是减压的良方，有两点可以证明。

一是只有心理状态良好，精力旺盛的人才能进行良好的生理调整和心理调整，从而更好地应对种种压力。而睡眠便是其中一个重要保证。只有充足的睡眠才可以让体力得到恢复，让人的精神状态一直保持最佳，让人的心态更加积极乐观，从而有更多的精力对付压力。

二是睡眠不足可能导致个体心情烦躁、焦虑，从而产生一种心理压力。这种情况如果能够保证充足的睡眠，压力可能就会减轻一大半。

睡眠有诀窍，只有高品质、充足的睡眠才能保证个体身心得到充分的休息，从而减轻压力。

用睡眠减压时，一定要保证睡眠时间充足，即使感觉自己"少睡一会也没事"，也要尽量做到每天睡8个小时。

心理学的一个重要观点是：觉不可少睡。许多专家都说过，成年人一般每天睡7~8个小时才能做到休息充足。美国心理学教授詹姆斯·马斯博士指出：一个人晚上睡眠6~7个小时是不够的。他对睡眠研究的结果表明，只有8个小时睡眠才能够使人体功能达到高峰。什么是"适量"，主要是"以精神和体力的恢复"作为标准，而处于高强度压力下的人尤其需要足够的睡眠才能达到减压效果。

日常生活中要注意睡眠的规律性，只有这样才能在高强度的压力下安然入睡，这种生活习惯本身对人的身心健康有很大的好处。

创造一种优质的睡眠环境和良好的睡眠状态。睡前可以洗一个热水澡，自我按摩一下，或者听听舒缓的音乐等。

心理学专家给我们这样一条应对恶劣睡眠环境的小贴士。如果外界噪声很大，让人难以入眠，不妨人为制造一些"白色噪声"，比如让电视机一直小声地开着，盖过惹人烦厌的噪声。

对于睡眠品质素来不好的人来说，创造良好的睡眠环境尤其重要。只有这样，一旦能入睡，才可能取得理想的减压效果。如果睡不好，试试其他的减压方法。

如果上床之后用尽办法都不能入睡，干脆起床到地上走一走，消耗一下体力，同时也分散一下注意力。

睡觉前的1~2小时，最好不要再加班，不要再接电话等。

睡觉前可以少量吃些小点心，只一点点并不会发胖，这样可以避免夜里因为饥饿而惊醒。

注意一下饮食。金枪鱼、火鸡精肉、香蕉、热牛奶、中草药茶等食物都可以催眠。而脂肪含量高、辛辣的食物在消化过程中都会让人无法入睡。

如果上床后脑子里仍旧在想事情，那么不妨在床头放一个录音机、记事本等，可以随时记录下来，不用总是担心第二天醒来会忘记，导致无法入睡。

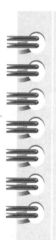

小贴士

眼泪是缓解压力的良方

当情绪受到压抑时，机体就会产生一些对健康有害的生物活性成分，而眼泪可以缓解这种压抑。

构成眼泪的两种主要成分是亮氨酸(脑啡肽复合物)和催乳素。这两种物质是由于精神压抑而产生的有害物质，如果长期积聚于体内，会对健康不利。当眼泪把体内积蓄的这种可导致忧郁的化学物质排出后，就会减轻心理压力、缓解情绪。

全身心投入一件事中会减轻压力

心理学家研究发现，个体清醒时，有将近一半时间处于走神状态，或者在做"白日梦"，或者在计划未来、反思过去。尤其在做家务、看电视时更容易分神，而锻炼、聊天时最不容易分神。通过对这些人幸福度的调查发现：全神贯注地做一件事能让人觉得心情愉快，这种快乐超过走神的乐趣。一名知名企业家曾经这样说过："在一定情况下，对我而言，专注于工作反而是应对压力的最好方式。"因此人们应学着集中注意力，投入到一件事情当中去，这样做对于心理减压也非常有好处。这是因为，个体的大脑会一直处在活动状态，这种状态使人总会关注一些事情。而面对压力时，全心投入一些有意义的事情中，使这些事情成为大脑的关注点，可以让烦恼在大脑里无容身之处。更何况，当个体全身心地投入一件事中时，会最大限度地体会其中的乐趣，从而达到一种"忘我"的境界。心理学研究表明，这种"忘我"的境界减压效果尤佳。而所谓世间本无事，庸人自扰之。无所事事的人总会自生烦恼，就是这个道理。

通过投入一件事中来减轻压力，需要注意以下几点。

面对压力，想要投入一件事中去，必须要找自认为有意义或者让自己感兴趣的事情，譬如全神贯注地读一本好书，集中精力写一篇文章等。这些事情才能让人更容易投入进去。

在做事之前，最好先清理一下工作、生活环境，譬如，把桌子收拾干净，把东西摆放整齐等。只有干净、整洁、有序的环境，才能让人更容易投入进去。

如果心情烦乱，很难投入所做的事中，可以采取循序渐进的方式以求达到投入的境界。比如，要想通过看小说的方式来忘记压力，但又怎么也看不进去时就可以先全身心地看1页文字，这一点即使是有压力的人相信也不难做到。如果还是做不到，可以适当地再次降低目标，比如可以先看半页。一旦成功了，就可以

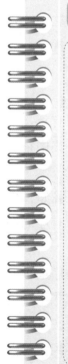

给自己一点奖励，而下一次的目标就可以再高一点，即集中精力看2页，然后是5页，依此类推。

不要小看生活中一些琐碎而实在的事情，如浇花、擦桌子等，在烦恼、压力缠身的时候其实人更容易投入到这些琐碎的工作中。

还有人喜欢在遇到压力时全身心地投入到工作中，这完全因人而异。如果能够真正地投入工作中，那么我们的压力来源就已经消除了一大半了。这种投入需要我们把工作变成一种娱乐活动，通过富有创新性的工作，在人生严肃的基调上填充诙谐、幽默和轻松的内容，生活中的压力自然会不翼而飞。

小贴士

过分关注健康也无益

对自己的身体健康特别关注，自己的饮食或活动稍微没有达到健康标准就坐立不安，这种心理被称为"健康癖"。

在这种心理作用下，身体稍有不适就急得不得了，此时，健康成了负担，总怀疑自己生活得不健康、得了什么病，心情总是处在一种焦虑状态中，时间长了，可能会患上强迫症，这也是一种心理疾病。罹患此症，患者会过分关注自身健康，无法与人正常相处，无法正常工作，会给自己和家人的生活和工作带来极大的麻烦。更有甚者，有些罹患此症的人，过度锻炼，会造成肌腱损伤等问题；有些患者，由于过度补充营养，甚至会造成营养过剩，引起高血脂等疾病。运动要适当，要依身体素质而定，没有运动基础的人不要做剧烈的运动。要适度关注健康，培养科学的生活习惯，不同年龄、性别、职业的人对营养的需求是有区别的。合理的膳食也有助于缓解自己过度紧张的情绪。

分散注意力就会减轻压力

心理压力产生后，如果一个人总是发呆，只能使压力越来越大。因为人的注意力很容易就集中在压力事件本身以及相关事件上面，越想负面情绪越多，压力造成的心理伤害越大，越是不能解脱，而如果这个时候许多压力事件同时降临，个体更会陷进压力的怪圈难以排解。因此，面对压力事件，一定要学会分散注意力。

心理学研究表明，面对压力，有意识地转移话题或做点别的事情来分散注意力，譬如参加一些集体活动，或者找人娱乐一番，甚至看看电视等，都可以从不同程度上淡化压力。而压抑的时候，到外边走一走；心情不愉快时，到游乐场做做游戏，都能够消愁解闷。而忧虑时，最好的办法是去看看滑稽电影，大笑一场，压力自然不再。

有些活动也可以驱散由压力引起的负面情绪，譬如有氧运动、静心、瑜伽、打球、散步、听流行音乐、找朋友倾诉等，有助于转移不愉快情绪，从而把正面能量全都引发出来。

在重重压力下，学会把注意力转移到大自然的美好风光上，也是一种非常好的减压方式。大自然不但能够让人本能地感到亲切，得到放松，更会让人产生一种人生的感悟，对于缓解压力作用非常明显。一旦能够全身心融入自然，陶醉其中，怡然忘我，就能够忘却烦恼，达到一种身心的愉悦状态。这就是心理学上著名的"自然疗法"。

分散注意力，能够有效减轻压力。分散注意力的活动，形式不拘，可以有各种选择，如找朋友倾诉、聚会，或参加其他活动等。但是，这种方法也并不是百无禁忌的，需要注意以下几点。

（1）这些活动必须是自己感兴趣的事情，否则只会徒增新的压力，起不到分散注意力以求减压的效果。如果是不感兴趣的事情，不能做到全身心的投入，在参加时就还会对压力耿耿于怀。

（2）想要通过和朋友闲侃的方式来分散注意力，一定注意要找谈得来的朋友闲聊，否则，一旦话不投机，旧的压力还没有解除，反倒又增添了新的烦恼。聊天的内容也要慎重，最好能够回避和自己当前面对的压力有关的内容，如果工作压力很大，就不要谈工作的事情了。

（3）和朋友闲聊的场所也要有所讲究。最好是到一些比较幽静的茶馆、咖啡厅里，可以听着轻音乐，或是轻柔的钢琴曲，这样的环境非常有利于注意力的分散和心情的放松。不宜去酒吧等比较喧闹的地方，在那种环境下人很容易产生烦躁心理，难以达到减压目的。性格比较开朗的人，则不妨选择参加集体活动来分散注意力。

分散注意力进行减压的方法只适合那些压力还不是很大的人。

为分散注意力而参加的活动必须是社会法律和道德认可范围内的行为，不能通过做违反道德和法律的事情来缓解压力。像社会上许多人因为压力过重选择暴力、敌对的行为来宣泄并不可取。

对于工作压力，如果工作条件允许，不妨每隔一段时间就和同事聊聊天，暂时将工作的事放在一边，大多数人都可以酌情选取这种方式来缓解压力。

许多人认为唱卡拉OK是一种分散注意力、宣泄压力的好方法。当然，这个时候就不要太计较自己唱得好不好了。

在选用分散注意力的方法减压时，一定要注意以上几点，做到高效、健康减压。

小贴士

脑力劳动者情绪减压"八字诀"

八个字是"明、定、平、进、信、达、诚、调"。

"明"就是要认识自我、明确自我，明白自己喜欢干什么、适合干什么、最看中什么。

"定"就是要有明确的定位和目标，了解自己和职业要求的差距。

"平"就是要保持一颗平常心，摆脱浮躁。

"进"就是要有进取心，常给自己施加压力，规划好自己的事业，开拓人际关系。

"信"就是要树立自信心，克服自卑心理。

"达"就是要心胸豁达，气量大。

"诚"就是要真诚，保持本色不做作，不掩饰自己的缺陷，不否认自己的过错。

"调"就是要及时调整心态，发现压力源对症下药。

舒缓焦虑的方法

焦虑指一种缺乏明显客观原因的内心不安、无根据的恐惧或者预期即将面临不良处境的紧张情绪。在统一价值论中，当个体

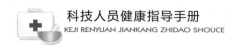

预感到某事物的价值在将来可能会发生明显降低时，就会对该事物产生一种焦虑感。

当人们预感不利情景将会出现时，会产生担忧、紧张、不安、恐惧、不愉快等感受交织而成的一种综合情绪体验。它可能在个体遭受挫折时出现，也可能并没有明显的诱因，即在缺乏充分客观根据的情况下出现某些紧张、不安、恐惧等焦虑情绪。焦虑总是与一些精神打击或者即将来临的、可能造成的威胁或危险相联系，从而个体在主观上感到紧张、不愉快，甚至痛苦和难以自制，并伴有植物性神经系统功能的变化或者失调。

总的来说，焦虑是个体对情境中的一些特殊刺激而产生的一种应激反应。这本来是一种正常心理反应，只是每个人经历的时间长短不一或者程度不同。而只有当焦虑原因不存在或不明显，焦虑症状非常突出而其他症状不突出，焦虑的持续时间及程度均超过一定的范围，以致影响到正常的生活、学习、工作时，才可以认为患了焦虑症，又称为焦虑性神经症。

心理学认为，产生焦虑症的因素主要有：生物学因素，如遗传影响与生理因素；心理因素，如认知、情绪等；社会因素，如城市过密、居住空间拥挤、环境污染、紧张、工作压力过大等。

一些专家把焦虑症的发病原因总结为以下三点。

一是躯体疾病或者生物功能障碍。这虽然不是引起焦虑症的唯一原因，但是，在某些罕见的情况下，病人的焦虑症状可以由躯体因素而引发，比如，甲状腺功能亢进、肾上腺肿瘤等。

二是个体的认知过程，或者是思维，在焦虑症状的形成中起着极其重要的作用。研究发现，焦虑症患者倾向于把一些模棱两可的、甚至是良性事件解释成危机的先兆，认为坏事情会降临，认为自己会失败，低估自己对消极事件的控制能力。

三是在有应激事件发生的情况下，更有可能出现焦虑症。由于应激行为的强化，在某些情况下(比如信息缺失或者程度控制不当)，会出现刺激—反应的错误或者过度联结，使应激准备过程中积累或调用的心理能量得不到有效释放，从而导致持续紧张、心慌等，并最终影响到后续行为。而随着这一过程，一些和紧张情绪有关的激素的分泌出现紊乱或者过量等现象，更放大了焦虑情绪的产生。至于担心、多疑等情绪，也是思维能量过度的标志。

弗洛伊德从心理学角度把焦虑分为两种类型：客观性焦虑和神经性焦虑。前者是对环境中真实危险的反应，与害怕一词同义；后者是潜意识中矛盾的结果。

现代心理学同样把焦虑分为两种。

一是状态性焦虑，指由于某种情境而引起的焦虑。情境改变时，焦虑也会随之消失。有时这种情境非常特殊，产生的焦虑情绪强烈，极有可能导致短暂的人格变化。

二是特质性焦虑，指由于个体的人格特点与众不同，在相同的情境中，其情绪反应的频度和强度也与众不同。在与陌生人相处的时候，有的人就会出现这种特质性焦虑。

焦虑会严重危害身心健康，伴随着焦虑必然会出现注意力无法集中、精力减退、思维混乱、理不出头绪、静不下心等心理问题，从而影响正常的生活和工作。严重的还可能出现身体

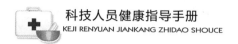
不适症状。

从心理层面上来讲，焦虑危害人们的心理。

焦虑情绪常常伴有睡眠障碍，或者噩梦频繁，或者易惊醒，或者夜间打鼾，或者醒后自感彻夜不寐，缺乏睡眠感。

情绪焦虑，具有特征性的是急性焦虑发作。患者会突然感到心悸、心慌、喉部梗塞、呼吸困难、头晕、无力，并伴有紧张、恐惧和濒死感，或者会感到难以控制，即将精神失常，甚至惊叫、呼救等。有的人发病时呼吸急促，呈过度换气状态，发作过后有些人会迅速恢复常态，有些人则惴惴不安，担心再发。反复发作者可数日、数周或者数月一次。发作频繁者可一日数次，以至患者不敢起床活动。

焦虑可以引起缺乏耐心和愤怒情绪，并且过于敏感，即使面对轻微压力，也感到难以应付。难以集中精力，出现思维混乱。感觉疲乏或浑身无力。经常会出现自杀念头。

从生理层面上讲，焦虑危害健康的直接症状表现为：连续头晕或暂时性失忆、直肠出血、脉搏加速、手掌冒汗、慢性背痛、颈痛、慢性或严重头痛、颤抖、荨麻疹、情绪过度紧张无法承受、失眠等。

焦虑还对免疫系统产生影响，焦虑引发了免疫系统的功能紊乱，导致免疫功能减弱，引发各种顽固性疾病。

焦虑症导致的疾病很多，比如慢性咽喉炎、口腔溃疡；肠易激综合征、结肠炎、慢性胃炎；神经性头痛、头晕、头昏、失眠、多梦；多汗、虚汗、盗汗、怕冷、怕风；心脏神经官能症、胃神经官能症；脖子肌肉僵硬、关节游走性疼痛、幻肢痛；记忆力差、反应迟钝、神经衰弱；早泄、易感冒、免疫力低下。

焦虑指一种缺乏明显客观原因的内心不安、无根据的恐惧或者预期即将面临不良处境的一种紧张情绪。焦虑通常表现为持续性精神紧张（紧张、担忧、不安全感）或发作性惊恐状态（运动性不安、小动作增多、坐卧不宁或激动哭泣），通常伴有自主神经功能失调表现，如口干、胸闷、心悸、出冷汗、双手震颤、厌食、便秘等。

焦虑状态通常伴随生理变化。这种生理变化主要指植物性神经系统活动的亢进。这种变化通常因人而异，由焦虑程度的不同以及个体间的差异决定，但其生理症状也有一定的一致性。在交感神经系统方面，焦虑状态会出现心跳加速、血压上升、皮肤苍白、手心出汗、口干舌燥和呼吸变深等症状；在副交感神经方面，主要表现为尿意频繁或小便次数增加，恶心、呕吐或腹泻，甚至大小便失禁等症状。更加严重的焦虑，表现为肌张力增高，出现刻板动作，消化不良或食欲减退以及睡眠障碍等症状。

从心理学上来说，对客观上具有威胁或者危险的刺激产生相应的焦虑反应是一种正常的适应方式，一般人可以通过这种方式增强信心或锻炼意志和社会适应能力。缺乏明显的客观原因却感到内心极度不安，并伴随着大祸临头、惶恐紧张等焦虑情绪，这就是适应性不良的病态行为。严重而持续的焦虑反应除有植物性神经系统活动亢进等表现外，还有注意力集中困难、想象力和记忆力减弱、工作效率降低、社会活动能力下降和性行为能力减退等症状。

我们知道，一个人的心境和身处的环境息息相关。所以说，

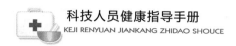

消除焦虑，改善心境，不妨从改变我们的生存环境开始。下面我们就为大家介绍几招改善环境的妙法。

1. 让自己的工作、家居环境变得洁净、清新、自然

清洁环境，同时也是在美化自己的心境，我们可以从以下几点做起。

一是平时要把房子打扫干净，办公桌上也要整洁、干净。

二是记得时常买一些温馨的小饰品回家，让房子变成一个"美丽的家"。

三是可以定时把窗帘、床单、桌布甚至电脑桌面都换一换，因为一成不变的气氛很容易让人心灰意冷、枯燥麻木，改变一下，可以使人的精神焕然一新。

四是买几盆花，因为植物的生长带着大自然的气息，总能给人带来一种轻松愉悦的绿色心情，让人充满希望和活力。

2. 让自己身处众香国中，熏陶自己，每天都有好心情

日常生活中，香味会对情绪产生很大的影响。气味学家研究表明，香味有助于调整人的情绪，对于治疗疾病、促进人体身心健康有重要的作用。所以，适当给自己的家居或者工作环境增加一点适当的香味，可以让你每一天精神十足。下面是一些有助于身心健康的香味。

薰衣草，这是一种治疗失眠症的良药。薰衣草可以改善抑郁症状、祛除紧张、平息肝火。

香橙的味道有助于提高工作效率，消除高压职业和易焦虑人群在压抑气氛中产生的紧张、不安感；另外，柚子的味道有制怒的作用。

浓郁的姜味可以提高个体应变能力、消除疲劳、增强意志力。

作为调味料的肉桂，它的香味可以使人变得乐观向上。

出去走一走，看看名山大川、人文景观，换个环境，焦虑会烟消云散。外出旅游可以较好地消除焦虑，旅游能提高人的身心兴奋程度，激发人的乐趣，调整人的精神，具有愉悦效应。医学研究发现，旅游能促使人体释放一种多肽物质——内啡肽，它使人产生欣喜和镇静，对于消除焦虑有非常好的作用。

小贴士

什么是心理健康

从广义上讲，心理健康是一种持续高效而满意的心理状态；从狭义上讲，心理健康是指认知、情感、意志、人格和行为等基本心理活动的完整和统一，是能够形成完善协调的人格，并能对社会环境适应良好的心理状态。

心理平衡是心理健康的基础。"心理平衡"是中国人根据老庄文化中阴阳、宠辱、祸福等思想所独创的一个心理学术语，用以形容一种心理自我调整的过程。在西方心理学中，是找不到"心理平衡"这种提法的。

中国人素来讲究平衡之道，所谓的"心理平衡"就是指人们面对生活中的得失、宠辱、成败等，用升华、外化、幽默、合理化等手段调整自身的心态和认知，以求达到一种内外和谐、"宠辱不惊"的平衡状态。

心理平衡并不是指一定要心如平镜，更不能解释成麻木不仁。心理平衡是一种理性的平衡，它来源于人格的升华和心灵的净化，体现了个体的宽宏、远见和睿智。

小贴士

心理平衡就是通过自我调整，适度地表达和控制自己的情绪，使个体能够始终保持轻松愉悦的良好心境，这本身就在心理健康的范畴，更是心理健康的基础。

之所以这样说，主要有以下几点原因。

（1）只有时刻保持心理平衡、心境良好，在对自我的认知上才不会出现夸大或者贬低等扭曲现象，才能杜绝自负、自卑或者自厌自弃等不健康的心理因素。如此一来，个体才能做到充分了解自己，对自己的能力作出恰如其分的判断；才能保持自爱、自尊、自信、自强等积极健康的心理素质，做到真正的悦纳自我；才能保持完整和谐的个性，塑造出健康向上的人格。

（2）只有保持心理平衡、心境平和，个体才能正视现实、接受现实，才能制定出切合实际的生活目标。只有这样，个体才能更好地处理由自身命运起伏或者外界环境变化滋生的自负、自卑、不满、愤怒、压抑、苦闷、担心甚至敌对等情绪，从而有效预防抑郁、焦虑、自闭、强迫、恐惧、偏执等心理疾病。

（3）只有保持心理平衡、心境平和，才能接受他人，善与人处，从而保持良好的人际关系，才能和外界环境和谐相处，而不致产生自闭、强迫、恐惧、偏执等心理疾病，才能做到真正的心理健康。

（4）心理平衡可以让个体时刻保持积极乐观的生活状态，热爱生活，善于学习，乐于工作，从而以饱满的精神状态度过每一天。

（5）只有保持心理平衡、心境平和，才能在现有境遇的基础上使个体的幸福感达到最大。

排解孤独的方法

　　孤独与枯燥是困扰许多现代人的重要心理问题。我们每天在都市中生活，鳞次栉比的高楼大厦、川流不息的人群、一成不变的生活模式，让我们常常倍感孤独和枯燥。

　　心理学研究表明，孤独大多是因为长期没有获得满意的人际网络，为了工作整日奔波、长期在外，无法停下脚步和亲人好友倾心畅谈，内心就会平添许多寂寥。另外，家庭破裂、频繁跳槽和子女单飞都会导致原有社会关系断裂，让人感到孤独。同时，人格因素也影响人对孤独的感知。一般内向的人更容易孤独。

　　对于人们来说，工作环境的一成不变，工作内容的简单重复，都是引发人们心理枯燥的重要原因。

　　孤独感是一种封闭心理的反应，是自身和外界隔绝或受到外界排斥所产生的一种苦闷的情感。一般而言，短暂或偶然的孤独不会对心理健康造成危害。但是长期或严重的孤独就可能引发某些情绪障碍，从而降低人的心理健康水平。另外，孤独感还会造成一种个体和社会之间的隔膜，而这种隔膜又会反过来强化人的孤独感，久之势必导致疏离的个体人格失常，使人变得孤僻古怪，严重的甚至有可能引发孤独症，这就需要寻求心理医生的帮助了。

　　枯燥是由于单一的刺激重复作用于人的感官系统，使人情绪上产生的一种变化。枯燥会使人对现实产生一种厌倦、乏味的心理，打击人的积极性，让人丧失斗志。同时，枯燥也使人对现实生活严重不满，使人的幸福度严重下降，从而引发各种心理问题。

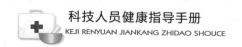

孤独的人身处人群之中，有时候会倍感孤独。他们漠然地看着周围的人忙忙碌碌，总是感觉自己与之格格不入。因此，与他人相处时，无论什么样的情境，我们都要学会"忘我"，并设法为他人做点什么。积极帮助别人，在温暖别人的同时，也会温暖自己，让自己不再孤独。

每个人最大的心理需求就是被人爱。孤独感非常普遍，它吞噬着我们的内心，伴随而来的是极度的空虚，也有对死亡的畏惧，以及对被爱和被理解的渴望。孤独是一种病，它让我们避之唯恐不及，甚至可以为之付出任何代价。

生活中，我们也许有很多亲密朋友却仍然感到孤独。我们可能已经成为世上最漂亮、最受人欢迎、最成功的人，但却仍然免不了孤独。无论做什么、去哪里或想成为什么样的人，孤独总会不期而至，吞噬着我们的快乐、希望和梦想。

孤独的人需要爱，温暖的、源源不断的爱。唯有爱才能击退孤独。而爱是相互的，只有付出，我们才能得到。

一般来说，孤独情绪的产生与大量余暇时间不知道做什么是分不开的。我们要合理安排闲余时间，让生活变得丰富多彩，孤独和枯燥自然会离我们远去。

合理安排闲余时间，我们不妨从以下几点做起。

1. 如果有闲余时间，多提高工作技能

在这个瞬息万变的时代，我们会感到多年的经验在工作中的优势越来越弱，自身价值不能得到充分的体现。心理的巨大落差会让人们产生孤独、焦虑等心理困扰。

这种状况一方面是因为社会在日新月异地发展，知识和技能在不断更新；另一方面我们也要从自身找原因，与其在闲余时间备受孤独的困扰，不如给自己充电，提高自己的工作技能。要知道，现代职场中有这样一条铁则：人在职场，如逆水行舟，不进则退。当前社会中，很可能会有一些文凭比你高、专业知识比你丰富的人加入到这个行业，成为你的挑战者。不要等到那时候临时抱佛脚，在巨大的心理压力和紧迫感中虐待自己。从现在做起，利用自己的闲余时间，不断为自己充电。

这样做也可以让你不再孤独。因为有事可做的你，自然会感到满足、充实，孤独没有时间降临。

2. 培养一种新的兴趣或爱好

有的时候我们会觉得很累，很孤独。如果自己有一些兴趣爱好，既可以缓解低落的情绪，也能打发时间，让自己不再感觉孤独，何乐不为呢？

生活中有许多活动是充满乐趣的，只要我们能够以一种享受生活的心态去发现，就可能领略它们的美妙之处。每当我们孤独、烦闷时，给自己安排一些感兴趣的事情，读读书、听听音乐，或者从事自己的业余爱好等，都能让自己高兴起来。在属于自己的时间里满足自己的兴趣爱好，乃是人生的一大乐趣。

3. 看书是排除孤独与枯燥的良方

面对单调乏味、一成不变的工作或者生活环境，面对孤独无依的心理困扰，不妨静下心来读书。读书，可以让人忘忧，同时，也是排除孤独和枯燥的良方。

4. 玩游戏可以排除孤独与枯燥

孤独和枯燥时，我们不妨玩一玩游戏。

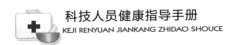

不要总把玩游戏当成一种有害的娱乐方式。其实，对于消磨时间，排解孤独和枯燥来说，这种方式还是非常有效的。

游戏通常都会充满趣味性、可操作性，在一个现实中并不存在的虚拟环境里，你会感受到一种全新的体验，这对于丰富生活、愉悦心情来说，非常有益。

有些游戏还可以被当成一种发泄方式，通过投入游戏中，达到一种"忘忧"的效果，在游戏中，你可以肆无忌惮地把生活和工作中的不顺心都宣泄出来，可以找人倾诉，或者打怪兽发泄。

游戏中，我们也可以交到一些朋友，收获一些真挚的友情，对于排解孤独非常有效。

所以说，适当地玩游戏可以让我们开心，有效排解孤独和枯燥。但是一定不要沉迷于游戏，网络成瘾尤其是游戏成瘾同样是一种心理疾病，我们应当慎重对待。

作为现代人，每天为工作打拼，左右逢源，看上去活得充实忙碌、有滋有味。但是，下班回家，却又总是一身疲惫，满目冷清，感觉无所事事、百无聊赖。打开名片夹，或者拿出手机，几百张名片，一串串电话号码，QQ、MSN上好友成群，嘴里整天嚷着"没时间"。然而，有了心事或者孤独时，想要找个人说说话的时候，翻着电话本，却找不到一个可以拨出去的号码；打开电脑，却找不到一个可以聊天的对象；工作之外的绝大部分私人时间，总是"宅"在家里，几乎不和身边朋友联系……这种生活状态并不可取。

生活，需要多和外界交流，独自生活也并不意味着与世隔绝。当今社会，只要你想就会有无数种方式可以和朋友联系。孤独时，和一个朋友聊聊天，是一种莫大的享受。如果实在无法达成，也可翻翻通讯录，看看影集，还可以给某位久未联系的朋友写信。

和朋友的交往与联系，不应该只是在自己感到孤独时，要知道，别人也和你一样，需要并能体会到友谊的温暖。

小贴士

写日记有助于心理健康

心理学家指出，把心里的疑惑和不愉快写在日记本上，然后定期对自己的问题进行回顾和分析，这样可以让每一个人对自我有更加客观和理性的了解，容易使自己在比较冷静的心理状态下处理各种困扰。还可以让信任的人通过文字叙述而不是面对面交流的方式了解自己的内心困惑，既不会出现因心理障碍引起的尴尬，也不会因叙述者情绪的波动而产生误解。

对于患有心理疾病的人而言，一本反映内心真实写照的日记，能让医生在诊断病情的同时获得具有实际意义的参考资料，对病症的诱因有全面的认识，从而准确地对患有抑郁症等疾病的患者对症下药。

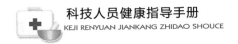

知识链接　抑郁情绪与抑郁症

人人都会有抑郁的情绪，这是很常见的。当人们遇到生活挫折、精神压力、天灾人祸、生老病死等情况时，就会产生抑郁的情绪，它并不等同于抑郁症。

所谓抑郁情绪，是指心境低沉、闷闷不乐、心情不愉快。例如生活中经常听到有人在说"郁闷"、"烦躁"、"别理我、烦着呢"等话语，成为与"爽"、"酷"等流行语齐名的口头禅。实际上，这些词都是抑郁情绪的代名词。一般来讲，正常人的抑郁情绪是基于一定的客观事物，事出有因。通常表现为正面情绪和负面情绪。当然，无论是正面情绪还是负面情绪，人的喜怒哀乐都是正常的，但是，有抑郁情绪并不代表一定就患有抑郁症。

抑郁症是一种常见的精神疾病，主要表现为情绪低落，兴趣减低，悲观，思维迟缓，缺乏主动性，自责自罪，饮食、睡眠差，担心自己患有各种疾病，感到全身多处不适，严重者可出现自杀念头和行为。世界卫生组织、世界银行和哈佛大学的一项联合研究表明，抑郁症已经成为中国疾病负担的第二大病。引起抑郁症的因素包括：遗传因素、体质因素、精神因素等。抑郁症的风险极大，重症抑郁有近15%的自杀率，中药和西药对于抑郁症都有一定的治疗效果，但抑郁症是心理疾病，必须配合心理治疗才能彻底治愈。

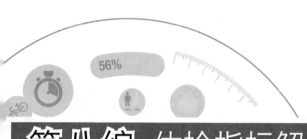

第八编 体检指标解读

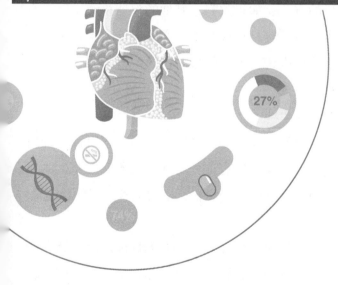

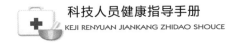
科技人员体检的注意事项

为了保证顺利完成健康体检，请注意如下事项。

1. 诊室检查需要注意的事项

在内科、外科、眼科、耳鼻喉科、口腔科、妇科等诊室检查时，医生会进行病史的询问和专科体格检查，医生需要尽可能多地知道相关信息，才能结合各项辅助检查，对受检者的身体状况做出综合评价，所以需要如实告诉医生既往病史、家族病史、过敏史和当前用药情况。另外，请不要随意放弃体检项目，例如在外科诊室，很多人不愿做肛门指诊检查，而肛门指诊是发现直肠病变最简便易行的方法，如果放弃，其他的仪器检查中就没有这个部位的检查了，也就容易造成漏检。在眼科诊室检查中要注意，如果平时佩戴隐形眼镜，那么体检时请换成框架眼镜，否则无法进行眼底和眼压检查。

2. 测量血压的注意事项

经常有人一到医院测血压，心情就紧张，血压就升高，即所谓的"白大褂高血压"，如果您有这种情况，请不必紧张，测血压前休息10～15分钟，全身放松，穿着宽松的上衣，以便检查。

3. 腹部B超检查的注意事项

做这项检查时一定要空腹，因为肝脏分泌的胆汁会储存在胆囊内，经过一定时间的空腹，胆囊内就会储存足够多的胆汁，使B超可以探测到胆囊的影像。一旦进食，胆囊就会收缩以排出胆汁参与食物的消化，胆囊就看不见了。而且进食后的肠胀气也会影响腹部超声的探查。如果您是慢性病患者，需要按时服药的话，您可以用不超过50毫升的白开水送服，不会影响体检结果。

4. 碳13检测的注意事项

做幽门螺旋杆菌碳13呼气试验的时候，也一定要空腹检测。这个项目需要两次吹气才能完成。第一次吐气后，医护人员会给受检者用少量水服下一粒胶囊，半小时后再进行第二次吹气，这期间受检者可以做其他项目。注意千万不能进食进水，并一定要按时返回碳13检查处，完成第二次吹气。第二次吹气后，如果没有其他空腹项目，才能进食。

5. 抽血的注意事项

若既往有晕针晕血的现象，请抽血前告诉医护人员。采血后，请用棉签稍用力按压穿刺点5分钟以上，不要揉，以免出现皮下淤血，并把用过的棉签放入垃圾桶。

6. 体检前不宜吃的食物

体检前1～3天饮食要清淡，以下食物容易影响体检结果，检查前尽量少食。一是含碘高的食品。体检前两周不要食用含碘量高的食品，如深海鱼油、藻类、海带、海鱼、海蜇皮等，这些海产品含碘量高，会影响甲状腺功能检测。二是含嘌呤高的食物。由于嘌呤类的食物对尿酸检测有影响，所以不要吃含嘌呤高的食物，如动物内脏、海鲜类食品。

7. 留尿的注意事项

通常尿常规检查的样本要求为"中段尿"，就是把整个排尿过程分为三段：开始的叫头段，最后的叫末段，中间大部分尿是"中段尿"。女性应冲洗外阴后留取尿标本，并避开月经期，防止混入阴道分泌物或月经血；男性应避免精液和前列腺液的污染，否则会影响尿常规的检测结果。

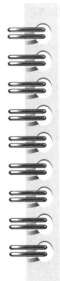

小贴士

体检的间隔时间

　　人的健康是变化的，不能认为一次体检终身受用，或是感觉身体不舒服才体检。也有人认为体检是老年人的事，年轻人用不着。实际上，从青年开始，就应该养成定期体检的习惯。30岁之前，最好两年体检一次，30~50岁，最好一年休检一次；超过50岁，最好一年体检两次。开车的人都知道车子要定期保养，人体比车子复杂得多，你说该不该定期保养呢？要知道，舒服不等于没病，更不等于健康。定期体检，就是让身体中的危险因子无处躲藏。

科技人员的体检项目指导

1. A套餐检查项目（35岁及以下）

诊室检查	**一般检查：** 身高、体重、腹围、血压、脉搏
	内科： 既往史、心、肺、肝、脾、肾
	外科： 皮肤、甲状腺、乳腺、脊柱、四肢、浅表淋巴结、泌尿生殖器、肛门直肠、足背动脉、腹股沟
	眼科： 视力、色觉、眼睑、结膜、角膜、晶体、前房、虹膜、眼底等
	耳鼻喉科： 听力、耳廓、外耳道、鼓膜、外鼻、鼻腔粘膜、鼻中隔、鼻前庭、鼻甲、鼻道、咽喉、扁桃体
	口腔科： 唇、腭、齿、牙龈、口腔粘膜、牙周、舌、腺体、颞颌关节
	妇科： 外阴、阴道、宫颈、子宫、附件、宫颈细胞学检查 TCT

续上表

仪器检查	心电图
	人体成分分析
	幽门螺杆菌 (Hp) ^{13}C 检测
	过敏源检测
	数字胸片
	超声：肝、胆、胰、脾、双肾
	妇科超声：子宫、附件、乳腺
血液生化	总蛋白、白蛋白、谷丙转氨酶、谷草转氨酶、总胆红素、直接胆红素、碱性磷酸酶、乳酸脱氢酶、谷氨酰转肽酶、总胆固醇、甘油三酯、空腹血糖、肌酐、尿素、血尿酸、钙
甲状腺激素	T$_3$、T$_4$、TSH
免疫检测	抗链 "O" 试验、类风湿因子
血常规	红细胞、白细胞、血小板等
尿常规	外观、酸碱度、细胞、蛋白质、比重、尿糖等
便常规	外观、虫卵、潜血等

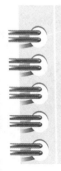

小贴士

女性体检的注意事项

体检时要注意提供真实与方便的条件，有利于体检进行，例如，女性体检者在检查前24小时内，不要冲洗阴道，但可以清洗

小贴士

外阴，以确保检查的准确，而且女性体检当天应避免化妆，包括涂口红、指甲油、睫毛膏等。因为这些装扮会影响医生对疾病的判断，如是否有贫血、心脏病和呼吸系统疾病等。曾有过面部整形者，应该主动向医生讲明，以便判断有无遗传疾病等。

休检当天，女性不要穿过于复杂的服装，比如连衣裙、高筒袜、连裤袜，也不要穿带金属的文胸。高领套头衫、紧身上衣，紧腿裤子都不宜穿着，以防造成不必要的麻烦。一些高档的体检机构一般会提供换装服务，但如果是在一般的体检机构，体检者则应该注意这些。

另外，体检当天最好不要佩戴首饰，或在检查前取下所佩戴的项链、耳环等金属饰品，以免影响放射检查。

此外，很多女性在去妇产科前，会特别作阴部冲洗，这是应该避免的做法，阴道冲洗后会让阴道的自然平衡酸碱度(pH)被破坏，反而容易造成感染；另一方面，阴道的分泌物状态，有时也是分辨一些妇科疾病的重要参考信息，冲洗得太过干净，反而把一些重要的"证据"给冲走了，造成诊断上的困难。

例如：是月经问题，就可以把自己最后一次月经是什么时候，通常月经多久一次才来或已经多久没有来，每次的量大概多少，颜色及味道有没有什么异常，有没有特别的疼痛或头晕等症状，以及除了月经的问题外，是不是还伴随着其他的身体不适或异常，目前有没有刚好在吃某种药物，是什么样的药物等等这些答案翔实地记录告知医生，这对于医生的问诊会有很大帮助。

2. B套餐检查项目（36～45岁）

诊室检查	一般检查：身高、体重、腹围、血压、脉搏
	内科：既往史、心、肺、肝、脾、肾
	外科：皮肤、甲状腺、乳腺、脊柱、四肢、浅表淋巴结、泌尿生殖器、肛门直肠、足背动脉、腹股沟
	眼科：视力、色觉、眼睑、结膜、角膜、晶体、前房、虹膜、眼底等
	耳鼻喉科：听力、耳廓、外耳道、鼓膜、外鼻、鼻腔粘膜、鼻中隔、鼻前庭、鼻甲、鼻道、咽喉、扁桃体
	口腔科：唇、腭、齿、牙龈、口腔粘膜、牙周、舌、腺体、颞颌关节
	妇科：外阴、阴道、宫颈、子宫、附件、宫颈细胞学检查 TCT
仪器检查	12 导联心电图
	人体成分分析
	幽门螺杆菌 (Hp)^{13}C 检测
	过敏源检测 (海鲜类、花粉类)
	数字胸片
	骨密度检测
	超声：肝、胆、胰、脾、双肾
	妇科超声：子宫、附件、乳腺
血液生化	总蛋白、白蛋白、谷丙转氨酶、谷草转氨酶、总胆红素、直接胆红素、碱性磷酸酶、乳酸脱氢酶、谷氨酰转肽酶、总胆固醇、甘油三酯、高密度脂蛋白胆固醇、低密度脂蛋白胆固醇、空腹血糖、糖化血红蛋白、肌酐、尿素、血尿酸、钙、胱抑素—C
甲状腺激素	T$_3$、T$_4$、TSH
免疫检测	抗链 "O" 试验、类风湿因子
肿瘤标志物	甲胎蛋白
血常规	红细胞、白细胞、血小板等
尿常规	外观、酸碱度、细胞、蛋白质、比重、尿糖等
便常规	外观、虫卵、潜血等

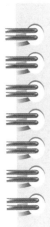

小贴士

憋尿适量的小方法

在B超检查前2~3小时内喝500~700 ml的水，并不需要排尿（憋尿）。膀胱充盈良好的标志是，被检查者平卧时，下腹部轻微隆起呈浅弧形，加压时能下降且可以忍受。如果下腹凹陷，低于两侧髂前上棘，则表示充盈不良，此时查B超，可能子宫及附件图像不清；如果腹部隆起很高，较硬，稍加压就难以忍受，则为贮尿太多，膀胱充盈有些过度，但对B超检查影响不大。

3.C套餐检查项目（46岁及以上）

诊室检查	一般检查：身高、体重、腹围、血压、脉搏
	内科：既往史、心、肺、肝、脾、肾
	外科：皮肤、甲状腺、乳腺、脊柱、四肢、浅表淋巴结、泌尿生殖器、肛门直肠、足背动脉、腹股沟
	眼科：视力、色觉、眼睑、结膜、角膜、晶体、前房、虹膜、眼底等
	耳鼻喉科：听力、耳廓、外耳道、鼓膜、外鼻、鼻腔粘膜、鼻中隔、鼻前庭、鼻甲、鼻道、咽喉、扁桃体
	口腔科：唇、腭、齿、牙龈、口腔粘膜、牙周、舌、腺体、颞颌关节
	妇科：外阴、阴道、宫颈、子宫、附件、宫颈细胞学检查 TCT
仪器检查	12 导联心电图
	人体成分分析
	幽门螺杆菌 (Hp)^{13}C 检测
	过敏源检测 (海鲜类、花粉类)
	动脉硬化检测 (男性为 50 岁以上检测，女性为 46 岁以上检测)

续上表

仪器检查	数字胸片
	颈椎正侧位片（男性为55岁以上检查，女性为46岁以上检查）
	骨密度检测
	脑血流图（男性为55岁以上检查，女性为46岁以上检查）
	超声：肝、胆、胰、脾、双肾
	超声：甲状腺
	男性超声：前列腺（50岁以上检测）
	妇科超声：子宫、附件、乳腺
血液生化	总蛋白、白蛋白、谷丙转氨酶、谷草转氨酶、总胆红素、直接胆红素、碱性磷酸酶、乳酸脱氢酶、谷氨酰转肽酶、总胆固醇、甘油三酯、高密度脂蛋白胆固醇、低密度脂蛋白胆固醇、空腹血糖、糖化血红蛋白、肌酐、尿素、血尿酸、钙、胱抑素—C、高敏C反应蛋白、钾、钠、氯
甲状腺激素	T_3、T_4、TSH
免疫检测	抗链"O"试验、类风湿因子
肿瘤标志物	甲胎蛋白、癌胚抗原、前列腺特异抗原t-PSA(男性)、CA12-5(女)、CA15-3（女）
血常规	红细胞、白细胞、血小板等
尿常规	外观、酸碱度、细胞、蛋白质、比重、尿糖等
便常规	外观、虫卵、潜血等

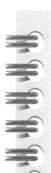

小贴士

怎样看尿液常规化验

尿常规化验包括尿的颜色、透明度、酸碱度、比重、有无蛋白和糖，以及尿中段沉渣试验等。

一些疾病存在时可以使尿的颜色改变，例如出现尿色深黄如浓

科技人员健康指导手册

KEJI RENYUAN JIANKANG ZHIDAO SHOUCE

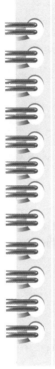

小贴士

茶样，多见于急性黄疸型肝炎；尿浑浊、少尿淋漓，多见于急性泌尿系感染、蜜月性膀胱炎；尿色红呈血样，提示可能患急性肾小球肾炎、肾结石、肾结核、尿路或肾肿瘤和泌尿系外伤等。在一张尿化验单上，如果一些项目后面写了"+"号（或"++""+++"，表明程度不同），这在医学上叫做阳性结果；相反，"−"号就叫阴性结果。阳性结果通常是泌尿系统疾病的标志。

报告单上报告验出大量白细胞（WBC++…+++）和上皮细胞，多提示泌尿系统感染。尿中大量红细胞（RBC+…+++），说明患有肾脏结石、肿瘤、急性肾炎、膀胱炎和泌尿外伤。如果尿中化验出有管型阳性，那就表示肾脏有一定损伤，常见于急慢性肾炎、肾盂肾炎和肾病综合征等。如果尿糖试验是阳性，那就很可能是糖尿病，因为正常人尿中只有微量的糖，一般化验不出来。大量吃糖或静脉注入葡萄糖时，会有短暂的尿糖出现。糖尿病患者不但尿糖阳性，而且血糖明显增高。

体检报告中常见名词解读

1. 心电图报告

（1）窦性心律：这是心电图诊断报告中最常见的词汇。所有正常人的心律都应该是窦性心律。通俗的比喻是：心脏正常跳动要有一个最高司令部来指挥，这个司令部就是心脏中一个叫做"窦房结"的部位。由它发出的电生理信号指挥心脏跳动的节律就叫做"窦性心律"。如果窦房结不工作了，心脏的其他部位就会代替它发布命令，如心房发布命令就叫"房性心律"、房室交界区发布命令就叫"房室交界性心律"，这些心律都是不正常的。

（2）窦性心律失常：窦房结正常的工作状态应该是心律规整，每分钟60～100次。而窦性心律失常是指窦房结虽然在工作，但是它的工作状态不好，出现过快、过慢或者不齐的现象，在心电图的诊断报告中就会有"窦性心动过速"、"窦性心动过缓"、"窦性心律不齐"等名词，窦性心律失常在正常人中也很多见。

（3）早搏（期前收缩）：在两次正常的窦性心律之间，突然有心脏其他部位兴奋性过高，"越位"来发布一次命令指挥心脏跳动，心电图就会出现"早搏"，心房产生的早搏叫"房性早搏"、房室结产生的早搏叫"房室结性早搏"、心室产生的早搏叫"室性早搏"。早搏是一种很常见的心律失常，在正常人中也十分常见，多数人并没有不适症状，偶尔会感到心脏会有一下特别剧烈的跳动，如果频发早搏，最好去医院就诊。

（4）心房纤颤：所有正常人的心房、心室肌细胞都要听从窦房结的指挥，步调一致，才能使整个心脏有规律的收缩，推动血液流动。如果心房肌细胞不听命令了，不一起跳，如同一支拔河的队伍，队员们不听从队长的哨声，你拉你的，他拉他的，形成每分钟350～600次的异位节律，不能形成合力，心电图上看不到心房波形，就叫房颤。

（5）传导阻滞：从窦房结发出命令，到心房、心室产生收缩动作完成心脏的泵血功能，会按照一定时间和顺序依次完成，在这个动作传导过程中发生异常就会产生传导阻滞。可分为"窦房传导阻滞"、"房室传导阻滞"和"束支传导阻滞"。

（6）ST-T改变：心肌炎、心肌缺血都会出现ST-T改变，需要进一步就诊。

2. X线报告

健康体检中有数字胸片和颈椎正侧位片的项目，报告中除了"未见异常"或"正常"结论外，还可能见到以下专业词汇。

（1）主动脉钙化：这是主动脉弓部位出现动脉硬化，而且钙化达到一定量时，胸部X线检查就可以在主动脉弓部看到条状、弧线状或片状钙化影。单纯主动脉硬化不会产生症状，但往往会提示其他部位是否也会发生动脉硬化，如冠状动脉、脑血管、肾动脉等。

（2）肺纹理增多：肺纹理主要是肺动脉、肺静脉、支气管、淋巴管的影像反映。肺纹理增多常见于慢性支气管炎、支气管扩张、风湿性心脏病、尘肺、长期吸烟、老年人和肥胖者。

（3）胸膜肥厚粘连：提示受检者往往多年前有过症状轻微的胸膜炎症。

（4）颈椎骨质增生：在颈椎X片上有椎间隙变窄，椎体前、后缘骨质增生，或显示双侧或单侧椎突变形、颈椎生理曲度改变、韧带钙化等。

3. 超声报告

在超声诊断中，医生通常会明确提示这些脏器可能的诊断，最常见的如：脂肪肝、肝囊肿、胆囊炎、胆囊结石、胆囊息肉、前列腺增生、甲状腺结节、子宫肌瘤、乳腺增生等，如果需要进一步明确诊断或就诊治疗，医生会在体检结论中给予提示。

占位性病变是医学影像诊断学中的常见名词，不是临床诊断名词。通常指肿瘤、寄生虫、结石、血肿等，不涉及疾病的病因。至于占位性病变的性质(良性还是恶性)，必须由临床医生结合病史、进行辅助检查等通过综合分析之后才能做出诊断。

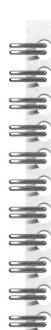

小贴士

乙肝五项检查阳性的意义

（1）HBsAg阳性。表示机体感染了乙型肝炎病毒，国内大多数HBsAg阳性者是HBsAg携带者，并不一定发生肝炎。单项阳性者是否有传染性要进行HBV-DNA基因检测才能确定。

（2）HBsAb阳性。它是一种保护性抗体，表明机体对乙型肝炎病毒已有免疫力，具有抵抗乙型肝炎病毒的能力，见于注射过乙肝疫苗者或曾经感染过乙肝病毒或患过乙型肝炎的病人。

（3）HBeAg阳性。表示乙型肝炎病毒在体内复制，有较强的传染性。一般不会出现单项阳性，如果出现单项阳性，多考虑是类风湿因子干扰，即假阳性。

（4）HBeAb阳性。该抗体没有免疫保护作用，表示感染已进入后期，病毒复制减少，传染性降低。单项阳性也可能是类风湿因子干扰，即假阳性。

（5）HBcAb阳性。该抗体没有免疫保护作用，只是表示过去感染过乙型肝炎病毒，有时在急性感染的窗口期也可出现。

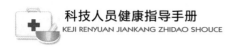
体检主要指标结果速查

1. 血常规

检查项目	参考值	指标意义
红细胞相关指标 4 项		
红细胞计数（RBC）	男：（4.0～5.5）×10¹²/L 女：（3.5～5.0）×10¹²/L	↑生理性增多：见于禁（脱）水、重体力劳动、妊娠等 ↑病理性增多：见于大面积烧伤、真性红细胞增多症、先天性心脏病等 ↓减少：见于各种贫血或大量失血
红细胞比积（PCV）	男：0.40～0.50 女：0.37～0.49 （温氏法）	↑增多：可能有脱水或红细胞增多症等 ↓减少：可能有贫血，但贫血程度与红细胞数不一定平行，有助于贫血分型
红细胞平均体积（MCV）	80～100fl （血细胞分析仪法）	↑增多：表示红细胞过大，为大细胞性贫血。见于缺乏维生素 B₁₂ 和叶酸的贫血等 ↓减少：表示红细胞较小，为小细胞性贫血等
红细胞体积分布宽度（RDW）	11.5%～14.5%	↑增多：缺铁性贫血
血红蛋白相关指标 3 项		
血红蛋白（Hb）	男：（120～160）g/L 女：（110～150）g/L	↑增多：生理性增高和病理性增高，同红细胞计数 ↓减少：见于各种贫血等
平均红细胞血红蛋白含量（MCH）	27～34pg （血细胞分析仪法）	↑增多：可能为大细胞性贫血 ↓减少：可能为单纯小细胞性贫血或小细胞低色素性贫血
平均红细胞血红蛋白浓度（MCHC）	320～360g/L	↑增多：可能为大细胞性贫血 ↓减少：可能为小细胞低色素性贫血
白细胞计数（WBC）	（4.0～10.0）×10⁹/L	↑生理性增多：发生于新生儿、孕妇，或剧烈运动后及发热、疼痛等 ↑病理性增多：细菌病毒感染（最常见）、过敏、中毒、组织损伤或坏死等病理性原因造成。可能是血液病的早期表现，如再生障碍性贫血等 ↓减少：常见于某些病毒感染、射线照射或药物化疗等

续上表

检查项目	参考值	指标意义
白细胞相关指标6项		
中性粒细胞比率（N）	50%～70%	↑生理性增多：发生于新生儿、孕妇，或剧烈运动后及发热、疼痛等 ↑病理性增多：细菌病毒感染（最常见）、过敏、中毒、组织损伤或坏死等病理性原因造成。可能是血液病的早期表现，如再生障碍性贫血等 ↓减少：常见于病毒感染、射线照射、药物化疗、再生障碍性贫血、脾功能亢进等
淋巴细胞比率（L）	20%～40%	↑增多：常见于某些急性传染病（如麻疹、风疹、腮腺炎、水痘等病毒感染）、某些慢性感染（如结核）、肾移植术后排斥反应、淋巴细胞白血病等 ↓减少：主要见于放射线损伤、免疫缺陷性疾病、丙种球蛋白缺乏症，应用肾上腺皮质激素等
嗜酸性粒细胞	0.5%～5%	↑增多：见于寄生虫病、过敏性疾病及某些皮肤病
嗜碱性粒细胞（B）	0～1%	↑增多：常见于过敏性疾病和慢性粒细胞白血病
单核细胞（M）	3%～8%	↑增多：见于某些感染（结核、伤寒、疟疾、感染性心内膜炎）、某些血液病（单核细胞白血病、霍奇金淋巴瘤）、急性传染病的恢复期
血小板相关指标3项		
血小板计数（PLT）	（100～300）×10^9/L	↑增多：> 400×10^9/L，见于骨髓增殖性疾病（如真性红细胞增多症、原发性血小板增多症等），以及急性感染、急性大出血、某些癌症患者等会有轻度增多 ↓生理性减少：< 100×10^9/L，短期内运动量大、女性经期等，并非疾病因素 ↓病理性减少：< 100×10^9/L，接受抗病毒治疗、化疗等药物引起的血小板数降低；血液系统疾病，如再生障碍性贫血、放射性损伤、急性白血病、血小板减少性紫癜、骨髓原发和转移性肿瘤等。其他疾病，如肝硬化、慢性肝病等
血小板平均容积（MPV）	7.0～11.0fl	↑增高：见于血小板破坏增加而骨髓代偿功能良好 ↓减低：血小板生成减少，骨髓造血功能不良
血小板分布宽度（PDW）	15.0%～17.0%	↑增高：见于巨幼红细胞贫血、慢性粒细胞白血病、脾切除、巨大血小板综合征、血栓性疾病等

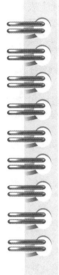

小贴士

体检项目并非越多越好

人们对身体健康越来越重视，越来越多的人定期体检。但极少数人走到了另一极端，认为体检越频繁越好，体检项目做得越多越细则越保险。例如用高端仪器作检查，甚至在常规情况下，作PET-CT进行全身检查。实际上，体检项目并非越多越好，任何检查都有它的独到之处，如高科技影像检查也不见得高明，仍有其局限性。例如，检查脂肪肝、肝纤维化、肝硬化，传统超声检查的准确度要比磁共振成像高。而且由于目前的体检方法检查癌症的阳性率并不高，是不是需要每次都作癌筛检，可依据自己的健康情况而定。

2. 尿常规

检查项目	参考值	指标意义
尿物理学检查		
比重（SG）	24 小时尿：1.010 ～ 1.025 随意尿：1.005 ～ 1.030	↑随意尿增高：比重 ≥ 1.025，表示肾脏浓缩功能异常 ↓随意尿降低：比重 ≤ 1.005，表示肾脏稀释功能异常 固定在 1.010 左右，为肾实质受损，肾脏浓缩及稀释功能降低所致 ↑24 小时高比重尿：见于高热脱水、急性肾小球肾炎、心功能不全。蛋白尿及糖尿病患者尿比重亦增高 ↓24 小时低比重尿：见于尿崩症、慢性肾炎等肾脏浓缩功能减退时，适应利尿剂或水分摄入过多等
尿量	1 000 ～ 2 000ml/24h	↑多尿：超过 2 500ml/24h ↓少尿：低于 400ml/24h ↓无尿：低于 100ml/24h 饮水量、运动、出汗、气温皆可影响尿量

续上表

检查项目	参考值	指标意义
尿化学检查		
酸碱值（pH）	一般为 6.0 左右，常在 4.5 ～ 8.0 波动	↑增高：见于碱中毒、尿潴留、膀胱炎、应用利尿剂、肾小管性酸中毒等 ↓降低：见于酸中毒、高热、痛风、糖尿病及口服氯化铵、维生素 C 等酸性药物
尿蛋白（PRO）定性检查	阴性（-）	阳性（+）：见于急性、慢性肾小球肾炎、肾盂肾炎、肾病综合征、肾衰竭、糖尿病高血压肾病、妊娠高血压综合征、系统性红斑狼疮等。尿液中有微量蛋白质（<150mg/24h），可能是由于肌肉过度运动、冷水浴过久、摄入蛋白质过多等
尿糖定性检查	阴性（-）	阳性（+）：考虑是否为糖尿病、甲状腺功能亢进、嗜铬细胞瘤等。大量吃糖或推注葡萄糖时，会有短暂的尿糖出现
尿潜血（ERY）	阴性（-）	阳性（+）：常见于尿路结石、肾炎、感染、外伤、泌尿系统肿瘤或出血性疾病等
酮体（KET）	阴性（-）	阳性（+）：通常剧烈运动、禁食、长期饥饿、妊娠剧吐、应激状态时，脂肪分解代谢增强，尿中酮体呈阳性（+）；糖尿病患者一旦出现尿酮体，应考虑酮症酸中毒
尿胆红素（BIL）	阴性（-）	阳性（+）：见于急性黄疸性肝炎、胆汁淤积性黄疸
尿胆原（MRO）	阴性（-）或弱阳性	↑升高：见于溶血性黄疸、急性肝炎、肝硬化等疾病 ↓降低：尿中没有尿胆原，表示为胆道阻塞
亚硝酸盐（NIT）	阴性（-）	阳性（+）：提示有结石的可能 尿路感染的过筛试验： 阳性（+）：尿路感染可能为大肠埃希菌、肠杆菌引起，变形杆菌呈弱阳性 阴性（-）：尿路感染可能为淋病双球菌、葡萄球菌、结核分枝杆菌等
尿液显微镜检查		
尿红细胞计数（RBC）	0 ～ 5/ 高倍镜视野	镜下血尿：> 5/ 高倍镜视野 肉眼血尿：大量红细胞时，肉眼可见 镜下血尿和肉眼血尿可见于泌尿系统，肾脏疾病、结石、肿瘤等

续上表

检查项目	参考值	指标意义
尿白细胞 （LEM）	0～5/高倍镜视野	↑升高：＞5/高倍镜视野，表示尿路感染，如肾盂肾炎、膀胱炎、尿道炎等。大量白细胞肉眼可见脓尿
尿上皮细胞 （SPC）	少量	↑升高：可能为泌尿系统炎症，如肾小球肾炎。若肾小管有病变时，可见许多形态为小圆形的上皮细胞
尿管型 （KLG）	阴性（－）	细胞管型 红细胞管型：常见于急性肾炎与慢性肾炎急性发作 白细胞管型：表示肾小管内有炎症，常见于肾盂肾炎 上皮细胞管型：见于肾小管病变 颗粒管型 细颗粒管型：见于慢性肾炎或急性肾炎后期 粗颗粒管型：见于慢性肾炎或药物中毒、重金属中毒引起的肾小管损伤 脂肪管型：肾小管上皮脂肪变性，见于肾病综合征、慢性肾小球肾炎急性发作、中毒性肾病 肾衰竭管型：可见于急性肾衰竭多尿期。如果慢性肾衰竭发现此类管型，提示预后不良

小贴士

视力需要进一步检查的情况

（1）体检发现视力异常，戴眼镜也不能达到正常标准，有可能是眼镜度数与实际情况不符，或者是发生了眼部的器质性疾病，应尽快做相应检查，及早治疗。

（2）还有一部分人视力正常，但医生检查时发现眼底有病变或者告诉您是青光眼时，也需要配合医生作进一步的检查，因为有一些疾病起病隐匿，发展缓慢，等觉察出来时，已经是疾病的晚期，失去了治疗的最佳时期。

3. 便常规

检查项目	参考值	指标意义
粪便物理学检查		
外观颜色	呈黄褐色圆柱形软便，婴儿为黄色或金黄色糊状便	黑色便：上消化道出血，食入炭末、铁剂、铋剂、动物肝脏、动物血等 红色便：见于下消化道及肠道下段出血，如痔疮、肛裂、肠息肉、结肠癌等；服用朴蛲灵、酚酞、利福平、保泰松、阿司匹林等药物；进食西红柿、西瓜等红色食物 果酱色：见于阿米巴痢疾、肠套叠等 灰白色：见于完全性胆道阻塞，肠道梗阻，以及服钡餐造影后 绿色便：见于肠管蠕动过快，胆绿素在肠内尚未转变为粪胆素所致，如婴幼儿急性腹泻等，以及粪便中混有未消化的蔬菜等
形态	条状或稠粥样，不混有黏液、脓血、寄生虫体等	水样便：见于急性肠道传染病、急性肠炎、食物中毒、婴幼儿腹泻，急性肠炎以及胃空肠吻合术后倾倒综合征等 蛋花汤样便：常见于婴幼儿腹泻 黏液便：见于过敏性结肠炎、慢性结肠炎等 脓血便：见于急慢性痢疾、血吸虫病、溃疡性结肠炎、结肠癌、直肠癌等 鲜血便：多为小肠段或结肠上段，肛门或直肠出血 柏油样便：见于上消化道出血如溃疡病出血、食管静脉曲张破裂、消化道肿瘤等 乳凝样便：见于婴儿脂肪或酪蛋白消化不良等 细条状便：见于结肠癌等所致直肠狭窄 米泔样便：见于霍乱、副霍乱等 羊粪样：痉挛性便秘，老年习惯性便秘 白陶土样便：见于各种原因引起的胆管阻塞患者 泡沫便：粪便中有泡沫，表示进食糖类过多；如奶片较多，表示进乳多，脂肪或蛋白质消化不全 油花便：粪便中浮有"油花"，多系脂肪类进食过多、不消化所致

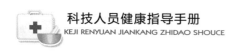
科技人员健康指导手册
KEJI RENYUAN JIANKANG ZHIDAO SHOUCE

续上表

检查项目	参考值	指标意义
粪便化验检查		
粪便潜血试验（FOBT）	阴性（－）	阳性（＋）：见于胃肠道恶性肿瘤、伤寒、溃疡病、肝硬化等所引起的消化道出血。胃癌时可呈弱阳性 间断性阳性（＋）：提示消化道溃疡 持续性阳性（＋）：提示消化道癌症 假阳性：摄入引起胃肠出血的药物，如阿司匹林、皮质类固醇、非类固醇抗炎药，可造 OBT 假阳性 假阴性：摄入大量维生素 C，则可造成 OBT 假阴性
粪胆红素	阴性（－）	阳性（＋）：见于溶血性黄疸和肝性黄疸等
粪胆素和粪胆原	阳性（＋）	阴性（－）：当粪胆素含量减少时表明有胆道梗阻，完全梗阻时粪便外观呈白陶土样，粪胆素和粪胆原实验呈阴性
粪便显微镜检查		
红细胞	0/ 高倍显微镜	阳性（＋）：常见于下消化道出血、肠道炎症、溃疡性结肠炎、结肠癌、直肠癌、直肠息肉、痔疮出血、细菌性痢疾和阿米巴痢疾等
白细胞	0～2/ 高倍显微镜	↑白细胞少量增加：0～15/ 高倍显微镜，结肠、直肠、小肠细菌性或非细菌性感染，变态反应性肠病或其他原因所致肠病等。溃疡性结肠炎或细菌性痢疾时可发现大量吞噬细胞 ↑↑白细胞明显增加：＞15/ 高倍显微镜，常为细菌性痢疾或阿米样痢疾 ↑嗜酸性粒细胞：不仅白细胞数量增加，且嗜酸性粒细胞增多，见于过敏性肠炎、肠道寄生虫病
上皮细胞	少量	↑增多：肠壁有炎症，如坏死性肠炎、溃烂性肠癌等
寄生虫卵	无	阳性（＋）：患寄生虫病时可检得相应的寄生虫卵

250

4. 糖代谢相关指标

检查项目	参考值	指标意义
空腹血糖（FBG）	3.9 ～ 6.1mmol/L	↑生理性增高：见于高糖饮食、剧烈运动、情绪激动等 ↑病理性增高：见于各型糖尿病；内分泌疾病，如甲状腺功能亢进症、巨人症、肢端肥大症、皮质醇增多症、嗜铬细胞瘤等；颅脑损伤、脑卒中、心肌梗死等出现应激性高血糖；口服避孕药、注射肾上腺素等出现药源性高血糖；高热、呕吐、腹泻、脱水、麻醉、缺氧等也可引起高血糖 ↓生理性减低：饥饿、长期剧烈运动、妊娠期等 ↓病理性减低：胰岛 B 细胞增生和肿瘤等病变使胰岛素分泌过多；使用胰岛素或降血糖药物过多；垂体前叶或肾上腺皮质功能减退，使肾上腺皮质激素、生长激素分泌不足；肝脏严重损害时不能有效地调节血糖，当糖摄入不足时容易发生低血糖
餐后 2 小时血糖	＜ 7.8mmol/ L	糖耐量降低：餐后 2 小时血糖 7.8 ～ 11.1mmol/L，表示体内葡萄糖代谢不佳，可能存在胰岛 B 细胞分泌胰岛素功能减退或胰岛素抵抗 糖尿病：餐后 2 小时血糖≥ 11.1mmol/L，可诊断为糖尿病
口服葡萄糖耐量试验（OGTT）	空腹血糖正常值：3.9 ～ 6.1mmol/L 服糖后 2 小时：＜7.80mmol/L	**糖尿病前期** 空腹血糖受损（IFG）：空腹血糖 6.1 ～ 7.0mmol/L 糖耐量减低（IGT）：空腹血糖在 6.1 ～ 7.0mmol/L 餐后 2 小时血糖 7.8 ～ 11.1mmol/L **糖尿病** 具有糖尿病"多饮、多尿、多食、消瘦"典型症状，2 次空腹血糖（禁食 8 小时以上）≥ 7.0mmol/L，或 2 次餐后 2 小时（或任意时间）血糖≥ 11.1mmol/L，或以上两种情况各 1 次，即可诊断糖尿病。 没有典型症状，仅 1 次空腹血糖≥ 7.0mmol/L 和（或）1 次餐后 2 小时血糖≥ 11.1mmol/L，需再重复检测一次，或口服 75g 葡萄糖或馒头进行糖耐量试验（OGTT），仍达以上值者，可以确诊为糖尿病

检查项目	参考值	指标意义
糖化血红蛋白（HbA1c）	4%～6%	< 4%控制偏低，患者容易出现低血糖 6%～7%——控制理想 7%～8%——可以接受 8%～9%——控制不好 > 9%——控制很差，是糖尿病并发症发生发展的危险因素
糖化血清蛋白（CSP）	（1.9±0.25）：mmol/L	↑升高：在过去2～3周内糖尿病控制不良
胰岛素释放试验	血浆胰岛素：10～20mU/L 正常人空腹胰岛素水平为5～20mU/L，服葡萄糖后增加5～10倍，高峰在30～60分钟	主要用于糖尿病的分型诊断及低血糖的诊断与鉴别诊断
C-肽释放试验	正常人空腹C-肽水平为0.3～1.3mmol/L，服糖后升高5倍左右，高峰在60分钟	↓口服葡萄糖后1小时血清C肽水平降低，提示胰岛B细胞储备功能不足

5. 脂代谢相关指标

检查项目	参考值	指标意义
总胆固醇（TC）	2.9～6.0mmol/L（酶法）	↓降低：见于甲状腺功能亢进症、严重的肝脏疾病、贫血、营养不良和慢性消耗性疾病等 ↑升高：见于各种高脂蛋白血症，胆汁淤积性黄疸、甲状腺功能减退症、肾病综合征、长期吸烟、饮酒、精神紧张等
低密度脂蛋白胆固醇（LDL-C）	2.07～3.12mmol/L（沉淀法）	↑升高：主要用于判断冠心病的危险性。也可见于甲状腺功能减退症、肾病综合征、肥胖症等 ↓降低：见于甲状腺功能亢进、肝硬化及低脂饮食和运动

续上表

检查项目	参考值	指标意义
高密度脂蛋白胆固醇（HDL-C）	0.94 ~ 2.0mmol/L（沉淀法）	↑升高：对防止动脉粥样硬化、预防冠心病的发生有重要作用 ↓降低：常见于动脉粥样硬化、急性感染、糖尿病、肾病综合征 肥胖、吸烟、糖尿病、高甘油三酯血症、肝炎和肝硬化、严重营养不良等疾病状态可伴有低 HDL-C，而少至中量饮酒和体力活动会升高 HDL-C
甘油三酯（TG）	男性：0.44 ~ 1.76mmol/L 女性：0.39 ~ 1.49mmol/L	↑升高：见于冠心病、动脉粥样硬化症、肥胖症、糖尿病、痛风等 ↓降低：见于无 β - 脂蛋白血症、严重的肝脏疾病、吸收不良、甲状腺功能亢进症等
载体蛋白 A_1（Apo-A_1）	男性：（1.42 ± 0.17）g/L 女性：（1.45 ± 0.14）g/L	↓降低：Apo-A_1 下降，冠心病危险性高。见于 Apo-A_1 缺乏症、家族性低 α 脂蛋白血症等
载体蛋白 B（Apo-B）	男性：（1.01 ± 0.21）g/L 女性：（1.07 ± 0.23）g/L	↑升高：高 Apo-B 脂蛋白血症，冠心病发生危险性增高
脂蛋白（a）[LP（a）]	0 ~ 300mg/L	↑升高：血清 LP（a）浓度主要与遗传有关，LP（a）升高者发生冠心病危险性增加。通常以 300mg/L 为重要分界，高于此水平者患冠心病的危险性明显增高
总称（Apo-A_1/B）比值	1.0 ~ 2.0	↓降低：动脉粥样硬化、冠心病、糖尿病、高脂血症、肥胖症等 Apo-A_1/Apo-B 比值减低

6. 心血管危险新指标详解

检查项目	参考值	指标意义
两个危险因子		
同型半胱氨酸（HCY）	5 ~ 15μmol/L	↑升高：血液同型半胱氨酸水平越高，患动脉粥样硬化的危险也越大 轻度升高：15 ~ 30μmol/L，主要是由于不良的饮食生活习惯、轻度的叶酸和维生素 B_{12} 缺乏、轻度肾功能受损等引起 中度升高：30 ~ 100μmol/L，主要由于中重度叶酸、维生素 B_{12} 缺乏及肾功能不全等引起 重度升高：> 100μmol/L，主要由于严重的维生素 B_{12} 缺乏和半胱氨酸尿症等导致

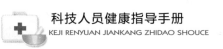
科技人员健康指导手册
KEJI RENYUAN JIANKANG ZHIDAO SHOUCE

续上表

检查项目	参考值	指标意义
血尿酸（UA）	男性：268～488μmol/L 女性：178～387μmol/L	↑升高：高尿酸血症，多数患者无症状。高尿酸血症会诱发痛风、导致血压、血糖升高，代谢紊乱，并引起肾脏和血管的损伤
三个保护因子		
维生素 B$_6$	14.6～72.8nmol/L	↓降低：常见于高同型半胱氨酸血症、慢性酒精中毒、吸收不良综合征、营养不良、糖尿病、尿毒症、妊娠、应用异烟肼及口服避孕药等
维生素 B$_{12}$	100～300μg/ml	↑升高：＞300μg/ml，见于急性和慢性粒细胞白血病、淋巴细胞白血病、单核细胞白血病、白细胞增多症、真性红细胞增多症、部分恶性细胞肿瘤和肝脏病变等 ↓降低：＜100μg/ml，即可诊断为维生素 B$_{12}$ 缺乏
血清叶酸	6.8～34.0nmol/L	↓降低：血清叶酸＜6.8nmol/L（3ng/ml）为缺乏，可导致巨幼细胞性贫血、胎儿畸形，并增加心血管病发生的危险性

7. 肝功能指标

检查项目	参考值	指标意义
肝细胞损伤指标		
丙氨酸氨基转移酶（ALT）	10～40U/L 连续监测法（37℃）	↑增高：可见于传染性肝炎、重度脂肪肝、胆囊炎和胆管炎、肝硬化、肝癌等，急性胰腺炎、急性心肌梗死、心肌炎、肺梗死等疾病，孕妇、熬夜、过度劳累、剧烈运动等也会增高 根据 ALT 增高情况判断肝损害程度： （1）轻度损害——超过正常上限 3 倍以下，最常见的原因是脂肪肝 （2）中度损害——超过正常上限 3～10 倍，常见于慢性肝炎、肝硬化、酒精和药物性肝损害及肝癌 （3）重度损害——超过正常上限 10 倍以上，急性黄疸性肝炎等

续上表

检查项目	参考值	指标意义
天门冬氨酸氨基转移酶（AST）	10～40U/L 连续监测法（37℃）	↑增高：见于急性重症肝炎、慢性肝炎活动期、酒精性肝病、药物性肝炎 心肌梗死发病后6小时明显升高，48小时达高峰3～5天后恢复至正常 肺梗死、休克、骨骼肌疾病、手术后、深层烧伤、胸膜炎、肾炎等也升高
血清总胆汁酸（TBA）	0～10μmol/L （酶法）	↑一次性升高：急性肝炎时患者血清TBA与丙氨酸转氨基酶（ALT）一样，呈显著增高，经积极治疗后随肝功能的恢复逐渐转为正常 ↑持续升高：当转氨酶、胆红素及碱性磷酸酶等其他指标转为正常情况下，血清中TBA水平仍很高，这可能由于肝细胞功能失调，肝实质细胞减少等原因有关
γ—谷氨酰转移酶（γ—GT）	<50U/L	↑增高：常见于胆道阻塞性疾病、毛细胆管炎、酒精性肝炎、肝炎的急性期和慢性肝炎活动期、肝硬化、肝癌，以及胰腺炎、胰腺肿瘤、前列腺肿瘤等。长期或大量的饮酒，也会导致该酶的升高
碱性磷酸酶（ALP）	成人：40～110U/L 儿童：<250U/L	↑轻度升高：常见于阻塞性黄疸、原发性肝癌、继发性肝癌、胆汁淤积性肝炎等 ↑明显升高：见于原发性胆汁肝硬化、药物性肝炎、肝移植排斥或淤胆型病毒性肝炎等肝肿瘤和肝脓肿导致节段的胆管阻塞，血清ALP升高可以是唯一的检验异常
肝纤维化指标		
单胺氧化酶（MAO）	0～3U/L（速率法，37℃）	↑升高：肝硬化时，血清MAO活性常明显增高，阳性率可高达80%以上。各型肝炎急性期患者MAO活性不增高，但暴发性重症肝炎或急性肝炎中有肝坏死时，MAO可升高。MAO升高还可见于甲状腺功能亢进、糖尿病合并脂肪肝、肢端肥大症等疾病

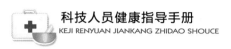
续上表

检查项目	参考值	指标意义
腺苷脱氨酶（ADA）	4～22U/L（37℃）	↑升高：急性肝炎时，ADA 仅轻、中度升高；急性肝炎后期，ADA 升高率大于 ALT，其恢复正常时间也较后者为迟，与组织学恢复一致。重症肝炎发生酶胆分离时，尽管 ALT 不高，而 ADA 明显升高 慢性肝炎、肝硬化血清 ADA 活性显著升高，可作为慢性肝病的筛选指标、肝纤维化判断指标 阻塞性黄疸患者血清 ADA 活性及阳性率均明显低于肝细胞性黄疸及肝硬化伴黄疸
肝脏排泄功能指标		
血清总胆红素（STB）	3.4～17.1μmol/L	↑增高：STB 升高，人会出现黄疸，见于急性黄疸型肝炎、急性黄色肝坏死、慢性活动性肝炎、肝硬化等。也可见于血型不合的输血反应和胆石症 隐性黄疸：17.1～34.2μmol/L 轻度黄疸：34.2～171μmol/L 中度黄疸：171～342μmol/L 重度黄疸：>342μmol/L
结合胆红素（CB）	0～36.8μmol/L	↑增高：见于梗阻性黄疸和肝细胞性黄疸
非结合胆红素（UCB）	1.7～10.2μmol/L	↑增高：见于溶血性黄疸
肝脏合成功能指标		
血清总蛋白（TP）	60～380g/L	↑增高：见于高渗性失水、多发性骨髓瘤、某些急慢性感染所致高球蛋白血症等 ↓降低：见于慢性肝病、肝硬化、慢性感染、慢性消耗性疾病、长期腹泻、肾病综合征、营养不良等
血清白蛋白（ALB）	40～355g/L	↑增高：见于脱水所致的血液浓缩 ↓降低：见于肝脏疾病、肾脏疾病和营养不良等
血清球蛋白（GLB）	20～330g/L	↑增高：见于肝硬化、红斑狼疮、风湿及类风湿关节炎、结核、疟疾、血吸虫病、骨髓瘤、淋巴瘤等 ↓降低：皮质醇增多症，长期应用糖皮质类固醇激素
白蛋白与球蛋白比值（A/G）	（1.5～32.5）：1	比值小于 1 者，称 A/G 比例倒置，见于肾病综合征、慢性肝炎及肝硬化等

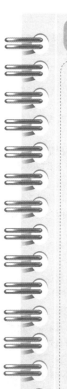

小贴士

筛查糖尿病的手段

专家呼吁，有以下情形者要及时到医院就诊，进行检查，以了解自己是否患有糖尿病。

（1）体重减轻，找不到原因，而食欲正常者。

（2）妇女分娩生育巨大胎儿者。

（3）有过妊娠并发症，如多次流产、妊娠高血压综合征、羊水过多、胎死官内、死产者（特别是有先天性畸形及尸检发现有胰岛细胞增生者）。

（4）年龄超过50岁者。

（5）肢体溃疡持久不愈者。

（6）40岁以上有糖尿病家族史者。

（7）肥胖或超重，特别是腹部肥胖者。

（8）有高血压、高血脂者。

（9）有反应性低血糖者。

（10）会阴部瘙痒、视力减退、重复性皮肤感染及下肢疾病或感觉异常而找不到原因者。

8. 甲状腺功能指标详解

检查项目	参考值	指标意义
总三碘甲状腺素原氨酸（TT₃）	1.6～3.0nmol/L	↑增高：TT₃是诊断甲亢最灵敏的指标。见于甲状腺功能亢进、T₃型甲状腺功能亢进、甲状腺素治疗过量、甲状腺功能亢进复发以及亚急性甲状腺炎 ↓降低：甲状腺功能减退可减低，但灵敏度较差。肢端肥大症、肝硬化、肾病综合征和使用雌激素也可减低
总四碘甲状腺素原氨酸（TT₄）	65～155nmol/L	↑增高：见于甲状腺功能亢进、原发性胆汁性肝硬化、甲状腺激素不敏感综合征、妊娠以及口服避孕药等 ↓降低：见于甲状腺功能减退、缺碘性甲状腺肿、慢性淋巴细胞性甲状腺炎、低甲状腺素结合球蛋白血症等

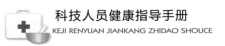

续上表

检查项目	参考值	指标意义
游离三碘甲腺原氨酸（FT$_3$）	4～10pmol/L	↑增高： FT$_3$与FT$_4$同时增高：对甲状腺功能亢进诊断的灵敏性高于T$_3$与T$_4$ FT$_3$单独升高：临床甲状腺功能亢进，T$_3$型甲状腺功能亢进状腺肿、甲状腺瘤等 FT$_4$单独增高：T$_4$型甲状腺功能亢进，甲状腺激素不敏感综合征，无痛性甲状腺炎；多结节甲状腺肿等
游离甲状腺素（PT$_4$）	10～30pmol/L	↓降低： FT$_3$与FT$_4$同时降低：甲减，FT$_3$、FT$_4$均明显下降，尤以FT$_4$下降更明显。慢性淋巴细胞性甲状腺炎晚期，FT$_3$、FT$_4$均下降，FT$_4$下降更明显 FT$_3$单独降低：甲减、非甲状腺疾病、药物影响及低T$_3$综合征等 FT$_4$单独降低：肾病综合征FT$_4$有下降趋势；亚临床甲减以及T$_4$甲状腺功能亢进治疗过量可导致下降
促甲状腺素（TSH）	2～10mU/L	↑增高：见于原发性甲状腺功能减退、伴有甲状腺功能减退的各种甲状腺炎、地方性和单纯性甲状腺肿、异位TSH分泌综合征（异位TSH瘤）等 ↓降低：见于甲状腺功能亢进、垂体性甲状腺功能减退、继发性甲减（如下丘脑分泌TRH不足）、垂体泌乳素瘤、皮质醇增多症、肢端肥大症等
抗甲状腺过氧化物酶抗体（TPOAb）	<35U/ml	↑增高：作为自身免疫性甲状腺疾病的诊断和监测指标，自身免疫性甲状腺病阳性率可达60%～90%
抗甲状腺球蛋白抗体（TgAb）	<35%	↑增高：自身免疫性甲状腺炎>30%，慢性淋巴细胞性甲状腺炎及Grave病60%可升高，甲状腺癌及亚急性甲状腺炎阳性率为30%和46%
促甲状腺激素受体抗体（TRAb）	<15U/L	↑增高：TRAb阳性提示存在针对TSH受体的自身抗体。TRAb在对Graves病确诊、疗效及预后估计方面均具有重要意义，在Graves病复发后可再度增高

9. 骨代谢指标详解

检查项目	参考值	指标意义
骨代谢调控激素		
甲状旁腺素（PTH）	放射免疫法：氨基端（活性端）230～630ng/L 羧基端（无活性端）430～1 860ng/L 免疫化学荧光法：1～10pmol/L	↑增高：见于维生素D缺乏、肾衰竭、吸收不良综合征等 ↓降低：见于维生素D中毒、特发性甲状旁腺功能减退症
维生素D	比色法：65～156pmol/L	↓摄入不足：造成骨质疏松症、骨质软化症等 ↑摄入过量：造成维生素D中毒
降钙素（CT）	男性：0～14ng/L 女性：0～28ng/L	↑增高：见于甲状腺髓样癌、肺小细胞癌、乳腺癌、胰腺痛、子宫癌、前列腺癌等引起的异位内分泌综合征 ↓降低：见于甲状腺手术切除、重度甲状腺功能亢进等
骨形成标志物		
血清总碱性磷酸酶（TALP）	40～150U/L（不同年龄及性别者，其血清ALP活性差异较大）	↑增高：见于肝胆及骨骼疾病。绝经期后骨碱性磷酸酶增高，但不超过正常值的一倍 ↓降低：见于心脏外科手术后、蛋白质热能营养不良、低镁血症、甲状腺功能减退、恶性贫血等症
骨型碱性磷酸酶（BSAP）	成人仅有一条带（67.8%为肝型ALP带，32.2%为骨型ALP带）	↑增高：甲状腺功能亢进、恶性膏损伤、维生素D缺乏症、Paget病、骨折、肢端肥大症所致骨损伤等，均可引起ALP活性升高
骨钙素（BGP）	4.8～10.2μg/L	↑增高：见于骨折、原发性骨质疏松、甲状旁腺功能亢进性骨质疏松症、Paget病、肾性骨营养不良，甲状腺功能亢进、骨转移癌、低磷血症等 ↓降低：常见于甲状旁腺功能减退、甲状腺功能减退、肝病、孕妇、长期应用肾上腺皮质激素治疗等

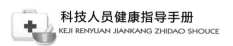

10. 免疫功能指标详解

检查项目	参考值	指标意义
T 细胞亚群		
CD$_3$$^+$	免疫荧光法：63.1%±10.8% 流式细胞技术；61% ～ 85%	↑增高：见于再生障碍性贫血、恶性胸腔积液、变应性鼻炎等 ↓降低：见于自身免疫性疾病，如系统性红斑狼疮、类风湿关节炎等
CD$_3$$^+$/CD$_4$$^+$（Th）	免疫荧光法：42.8%±9.5% 流式细胞技术；28% ～ 58%	↑增高：见于超敏反应和自身免疫性疾病等 ↓降低：见于恶性肿瘤、先天性或获得性免疫缺陷症、使用免疫抑制剂、艾滋病等
CD$_3$$^+$/CD$_8$$^+$（Ts）	免疫荧光法：19.6%±5.9% 流式细胞技术；19% ～ 48%	↑增高：见于系统性红斑狼疮、慢性活动性肝炎、传染性单核细胞增多症、恶性肿瘤及其他病毒感染等 ↓降低：见于自身免疫性疾病或变态反应性疾病
体液免疫指标		
免疫球蛋白 IgG	7.6 ～ 16.6g/L（RID 法）	↑增高：常见于慢性化脓性感染、骨髓炎、亚急性细菌性心内膜炎、慢性活动性肝炎、传染性单核细胞增多症，淋巴瘤、转移性肿瘤以及 IgG 型多发性骨髓瘤 ↓降低：见于各种先天性和获得性体液免疫缺陷病，如，低丙种球蛋白血症、选择性 IgG、IgA 缺乏症；应用免疫抑制剂；霍奇金淋巴瘤、淋巴肉瘤、慢性淋巴细胞白血病等
免疫球蛋白 IgA	0.7 ～ 3.3g/L（RID 法）	↑增高：见于急性传染性肝炎、肝硬化、狼疮样肝炎、系统性红斑狼疮、类风湿关节炎、IgA 骨髓瘤等 ↓降低：见于反复呼吸道感染、无 γ 球蛋白血症、选择性 IgG、IgA 缺乏症、抗 IgA 血症，肾病综合征等
免疫球蛋白 IgE	0.1 ～ 0.9mg/L（ELASA 法）	↑增高：过敏性疾病及免疫性疾病。常见于特发性喘息、鼻炎、变应性皮炎、寄生虫感染、IgE 骨髓瘤、慢性淋巴细胞白血病、结节病等 ↓降低：见于丙种蛋白缺乏症、恶性肿瘤、长期使用免疫抑制剂等

知识链接 细菌和病毒的区别

细菌和病毒同属于微生物，只有在显微镜下才能看到。但两者是截然不同的东西。

病毒是一类个体微小，无完整细胞结构，由蛋白质和核酸组成，必须在活细胞内寄生并复制的非细胞型微生物。

细菌是原核生物的一种。原核生物是指一大类细胞核无核膜包裹，只存在称作拟核区（或拟核）的裸露DNA的原始单细胞生物，包括真细菌和古生菌两大群。其中除少数属古生菌外，多数的原核生物都是真细菌。真细菌可粗分为6种类型，即细菌、放线菌、螺旋体、支原体、立克次体和衣原体。人们通常所说的细菌，是一类形状细短，主要由细胞壁、细胞膜、细胞质、核质体等部分构成，有的还有荚膜、鞭毛、菌毛等特殊结构，多以二分裂方式进行繁殖的原核生物，是在自然界分布最广、个体数量最多的有机体，是大自然物质循环的主要参与者。

细菌和病毒均属于微生物。在一定的环境条件下，细菌和病毒都可以在人体中增殖，并可能导致疾病发生。细菌较大，用普通光学显微镜就可看到，它们的生长条件也不高。由于细菌有它的生长及代谢方式，人类已有称之为抗菌素的特殊武器对付它。病毒则比较小，一般要用放大倍数超过万倍的电子显微镜才能看到。病毒没有自己的生长代谢系统，它的生存靠寄生在宿主（如人）和细胞中依赖他人的代谢系统。也是因为如此，目前抗病毒的特殊药物不多。有一点值得指出的是，在人们身体的许多部位都有细菌的增殖。医学上称之为正常菌群，它们与我们和平相处，互惠互利。而在任何情况下从机体中发现病毒都非正常状况。因为只有侵入我们的活组织细胞中这些病毒才能存活。

病毒与细菌不同之处是，病毒没有细胞结构，可以说是最低等的生物，但是它的能耐可不小，人类的疾病从小的感冒到大的癌症都和它有关系。

细菌是由单细胞或多细胞组成的简单生物，和植物一样，有细胞壁，而人的细胞是没有细胞壁的，这就是很多抗生素杀菌的原理。比如破坏它的细胞壁或者阻止合成细胞壁，细菌就死掉了，而人没有这个结构，所以对人无影响。

这样我们就明白了细菌和病毒的大概含义和区别，再来说说人体对它们致病后的反应。

人们的感冒大多是由病毒引起的，但是到了感冒的中后期，又会继续感染上细菌，也就是继发性的细菌感染。在医院看病的时候，医生一般会先给你开个验血的单子，你验回来后他一看，就会告诉你是什么感染。

人体感染了不同的东西，会做出不同的反应，比如病毒感染，淋巴细胞会升高；细菌感染，中性粒细胞会升高；慢性炎症，单核细胞会升高；而寄生虫感染时，嗜酸性粒细胞会升高。医生就会通过这个结果来判断你是什么感染为主的，然后再根据病源来选择药物。

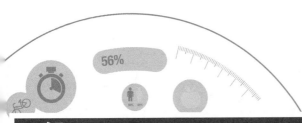

附录 看表知健康

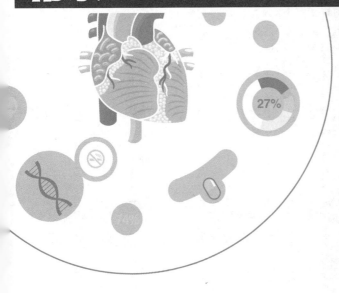

1. 食物成分表

食物成分表（食部100g中的含量）

	食部/%	热能/kcal	蛋白质/g	脂肪/g	碳水化合物/g	钙/mg	铁/mg	锌/mg	硒/μg	维生素A/μg	胡萝卜素/μg	视黄醇当量/μg	维生素E/mg	硫胺素/mg	核黄素/mg	烟酸/mg	抗坏血酸/mg
粳米	100	343	7.7	0.6	76.8	11	1.1	1.45	2.50				1.01	0.16	0.08	1.3	
富强粉	100	350	10.3	1.1	74.6	27	2.7	0.97	6.88				0.73	0.17	0.06	2.0	
玉米面	100	340	8.1	3.3	69.6	22	3.2	1.42	2.49		40	7	3.80	0.26	0.09	2.3	
豆腐	100	81	8.1	3.7	3.8	164	1.9	1.11	2.30				2.71	0.04	0.03	0.2	
奶粉	100	478	20.1	21.2	51.7	676	1.2	3.14	11.80	141		141	0.48	0.11	0.73	0.9	
猪肉（肥瘦）	100	395	13.2	37.0	2.4	6	1.6	2.06	11.97	114		114	0.49	0.22	0.16	3.5	
猪肉（瘦）	100	143	20.3	6.2	1.5	6	3.0	2.99	9.50	44		44	0.34	0.54	0.10	5.3	
鲤鱼	54	109	17.6	4.1	0.5	50	1.0	2.08	15.38	25		25	1.27	0.03	0.09	2.7	
猪腰	93	96	15.4	3.2	1.4	12	6.1	2.56	111.77	41		41	0.34	0.3	1.14	8.0	13
鸡蛋	88	156	12.8	11.1	1.3	44	2.3	1.01	14.98	194		194	2.29	0.13	0.32	0.2	
虾皮	100	153	30.7	2.2	2.5	991	6.7	1.93	74.43	19		19	0.92	0.02	0.14	3.1	

续上表

食部/%	热能/kcal	蛋白质/g	脂肪/g	碳水化合物/g	钙/mg	铁/mg	锌/mg	硒/μg	维生素A/μg	胡萝卜素/μg	视黄醇当量/μg	维生素E/mg	硫胺素/mg	核黄素/mg	烟酸/mg	抗坏血酸/mg
西红柿	97	19	0.9	0.2	3.5	10	0.4	0.13	0.15		550	92	0.57	0.03	0.03	0.6	19
大白菜	92	21	1.7	0.2	3.1	69	0.5	0.21	0.33	250	42	0.92	0.06	0.07	0.8	47	
小白菜	81	15	1.5	0.3	1.6	90	1.9	0.51	1.17		1 680	280	0.70	0.02	0.09	0.7	28
蘑菇	99	20	2.7	0.1	2.0	6	1.2	0.92	0.55		10	2	0.56	0.08	0.35	4.0	2
芥菜	88	27	2.9	0.4	3.0	294	5.4	0.68	0.51		2 590	432	1.01	0.04	0.15	0.6	43
苋菜	81	31	1.8	0.4	5.0	101	2.9	0.45	0.53		1 160	193	0.80	0.04	0.14	2.2	48
茄子	93	21	1.1	0.2	3.6	24	0.5	0.23	0.48		50	8	1.13	0.02	0.04	0.6	5
紫菜	100	207	26.7	1.1	22.5	264	54.9	2.47	7.22		1 370	228	1.82	0.27	1.02	7.3	2
苹果	76	52	0.2	0.2	12.3	4	0.6	0.19	0.12		20	3	2.12	0.06	0.02	0.2	4
白糖	100	400			99.9	20	0.6	0.06									
菜油	100	899		99.9	0	9	3.7	0.54	2.34				60.89			微	
豆油	100	899		99.9	0	13	2.0	1.09	3.32				93.08		微	微	
麻油	100	898		99.7	0.2	9	2.2	0.17	8.41				68.53			微	

2. 食谱营养素含量计算表

食物	全园全日量 /kg	每人每日量 /g	热能 /kcal	蛋白质 /g	脂肪 /g	碳水化合物 /g	钙 /mg	铁 /mg	锌 /mg	硒 /μg	视黄醇当量 /μg	维生素E /mg	维生素B₁ /mg	维生素B₂ /mg	烟酸 /mg	维生素C /mg
粳米	15.0	70	240	5.4	0.4	54.0	8	0.8	1.02	1.75		0.71	0.11	0.06	0.9	
富强粉	16.0	75	263	7.7	0.8	56.0	20	2.0	0.73	5.17		0.55	0.13	0.05	1.5	
玉米面	13.0	61	207	4.9	2.0	42.5	13	2.0	0.87	1.52	4	2.32	0.16	0.05	1.4	
豆腐	12.0	56	45	4.5	2.1	2.1	92	1.1	0.62	1.30		1.52	0.02	0.02	0.1	
奶粉	5.5	26	124	5.2	5.5	13.4	176	0.3	0.82	3.07	37	0.12	0.03	0.19	0.2	
猪肉（肥）	4.0	19	74	2.5	7.0	0.5	1	0.3	0.39	2.27	22	0.09	0.04	0.03	0.7	
猪肉（瘦）	4.0	19	27	3.9	1.2	0.3	1	0.6	0.57	1.81	8	0.06	0.10	0.02	1.0	
鲤鱼	10.0	25	27	4.4	1.0	0.1	13	0.3	0.52	3.85	6	0.32	0.01	0.02	0.7	
猪腰	5.0	22	21	3.4	0.7	0.3	3	1.3	0.56	24.59	9	0.07	0.07	0.25	1.8	3
鸡蛋	13.5	56	87	7.2	6.2	0.7	25	1.3	0.56	8.39	109	1.28	0.07	0.18	0.1	
虾皮	0.2	1	2	0.3	0.0	0.0	10	0.1	0.02	0.74	0	0.01	0.00	0.00	0.0	
西红柿	12.0	55	10	0.5	0.1	1.9	6	0.2	0.07	0.08	51	0.31	0.02	0.02	0.3	10
大白菜	6.0	26	5	0.4	0.1	0.8	18	0.1	0.05	0.09	11	0.24	0.02	0.02	0.2	12
小白菜	6.0	23	3	0.3	0.1	0.4	21	0.4	0.12	0.27	64	0.16	0.00	0.02	0.2	6

续上表

食物	全园全日量 /kg	每人每日量 /g	热能 /kcal	蛋白质 /g	脂肪 /g	碳水化合物 /g	钙 /mg	铁 /mg	锌 /mg	硒 /μg	视黄醇当量 /μg	维生素E /mg	维生素B₁ /mg	维生素B₂ /mg	烟酸 /mg	维生素C /mg
磨菇	3.0	14	3	0.4	0.0	0.3	1	0.2	0.13	0.08	0	0.08	0.01	0.05	0.6	0
芋菜	8.0	33	9	1.0	0.1	1.0	97	1.8	0.22	0.17	143	0.33	0.01	0.05	0.2	14
壳菱	2.0	8	2	0.1	0.0	0.4	8	0.2	0.04	0.04	15	0.06	0.00	0.01	0.2	4
茄子	2.0	52	11	0.6	0.1	1.9	12	0.3	0.12	0.25	4	0.59	0.01	0.02	0.3	3
紫菜	0.5	2	4	0.5	0.0	0.5	5	1.1	0.05	0.14	5	0.04	0.01	0.02	0.2	0
苹果	21.0	75	39	0.2	0.2	9.2	3	0.5	0.14	0.09	2	1.59	0.05	0.02	0.2	3
白糖	2.5	12	48			12.0	2	0.1	0.01							
菜油	2.0	9	81		9.0	0.0	1	0.3	0.05	0.21		5.48			0.00	
豆油	0.4	2	18		1.9	0.0	0	0.0	0.02	0.07		1.86		0.00	0.00	
麻油	1.0	5	42		5.0	0.0	0	0.1	0.01	0.42		3.43			0.00	
合计	174.6	746	1 392	53.4	43.5	198.3	536	15.4	7.71	56.37	490	21.22	0.87	1.10	0.8	55
混合评价标准			1 475	49.5			800	10	10	34.9	609	5.5	0.86	0.86	8.6	42
占评价标准的百分比			94.4	107.9			67.0	154.0	77.1	161.5	80.5	385.8	101.2	127.9	125.6	131.0

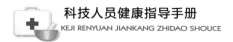

3. 常见食物中的胆固醇含量

食物	胆固醇	食物	胆固醇	食物	胆固醇
猪肉（瘦）	81	牛乳（鲜）	15	胖头鱼	112
猪肉（肥）	109	牛乳（酸）	15	罗非鱼	78
猪脑	2 571	奶酪（干酪）	11	黄鳝	126
猪舌	158	全脂牛乳粉	110	鲫鱼	130
猪心	151	脱脂牛乳粉	28	鲫鱼子	460
猪肝	288	鸡	106	墨鱼	226
猪肺	290	鸡肝	356	对虾	193
猪肾	354	鸡胗	174	基围虾	181
猪肚	165	填鸭	96	虾子	896
猪大肠	137	普通鸭	94	蟹（河蟹）	267
猪肉松	111	鸡蛋	585	蟹（海蟹）	125
蒜肠	51	鸡蛋黄	1 510	蟹子	985
火腿肠	57	松花蛋	595	海参（干）	62
腊肠	88	鹌鹑蛋	515	海蜇皮	8
牛肉（瘦）	58	凤尾鱼（罐头）	330	猪油（炼）	93
牛肉（肥）	133	大黄鱼	86	牛油（炼）	135
牛脑	2 447	带鱼	76	黄油	296
牛舌	92	鲳鱼（平鱼）	77	奶油	209
羊肉（瘦）	60	青鱼	108	冰淇淋	51
羊肉（肥）	148	草鱼	86		
兔肉	59	鲤鱼	84		

注：单位：毫克/100克。摘自中国疾病预防控制中心营养与食品安全所编著《中国食物成分表2002》。

4. 每日饮食各种营养素供给量

	年龄	体重	身高	热量	蛋白质	脂溶性维生素		
						维生素 A	维生素 D	维生素 E
	岁	千克	厘米	卡	毫克	国际单位（IU）		
婴儿	0.0～0.5	6	60	kg×117	kg×2.2	600	400	4
	0.5～1.0	9	71	kg×108	kg×2.0	600	400	5
儿童	1～3	13	86	1 300	23	1 000	400	7
	4～6	20	110	1 800	30	2 500	400	9
	7～10	30	135	2 400	36	2 500	400	10
成人（男）	11～14	44	158	2 800	44	2 700		12
	15～18	61	172	3 000	54	2 700	400	15
	19～22	67	172	3 000	54	2 700	400	15
	23～50	70	172	2 700	56	2 700	400	15
	51+	70	172	2 400	56	2 700		15
成人（女）怀孕期哺乳期	11～14	44	155	2 400	44	2 400	400	12
	15～18	54	162	2 100	48	2 400	400	12
	19～22	58	162	2 100	46	2 400	400	12
	23～50	58	162	2 000	46	2 400		12
	51+	58	162	1 800	46	2 400		12
				+300	+30	3 300	400	15
				+500	+20	4 000	400	15

续上表

年龄		水溶性维生素						矿物质				
		维生素 C	叶酸	炯酸	核黄素	维生素 B₁	维生素 B₁₂	钙	磷	碘	铁	锌
		mg	µg	mg				mg		µg	mg	
婴儿	0.0~0.5	35	50	5	0.4	0.3	0.3	360	240	35	10	3
	0.5~1.0	35	50	8	0.3	0.5	0.3	40	400	45	15	5
儿童	1~3	40	100	9	0.8	0.7	1.0	800	800	60	15	10
	4~6	40	200	12	1.1	0.9	1.5	800	800	80	10	10
	7~10	40	300	16	1.2	1.2	2.0	800	800	110	10	10
成人（男）	11~14	45	400	18	1.5	1.4	3.0	1 200	1 200	130	18	15
	15~18	45	400	20	1.8	1.5	3.0	1 200	1 200	150	18	15
	19~22	45	400	20	1.8	1.5	3.0	800	800	140	10	15
	23~50	45	400	18	1.5	1.4	3.0	800	800	130	10	15
	51+	45	400	18	1.5	1.2	3.0	800	800	110	10	15
成人（女）怀孕期哺乳期		45	400	16	1.3	1.2	3.0	1 200	1 200	115	18	15
	11~14	45	400	14	1.4	1.1	3.0	1 200	1 200	115	18	15
	15~18	45	400	14	1.4	1.1	3.0	800	800	100	18	15
	19~22	45	400	13	1.2	1.0	3.0	800	800	100	15	15
	23~50	45	400	12	1.1	+1.0	3.0	800	800	80	10	15
	51+	80	400	+2	+0.3	+0.3	4.0	1 200	1 200	175	18+	20
		100	400	+4	+0.5	+0.3	4.0	1 200	1 200	200	18	25

5. 城市居民一日食物摄入推荐量

食物种类	女性（按 1 800 千卡计算）	男性（按 2 200 千卡计算）
谷类	250	350
蔬菜	300	400
水果	200	300
畜禽肉类	50	75
水产品	50	50
蛋类	25	50
乳类	300	300
豆类	40	40
油脂类	25	25

注：单位：克。1 千卡 =4.184 千焦。

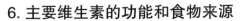

6. 主要维生素的功能和食物来源

名称	功能作用	缺乏症状	过量危害与毒性	食物来源
维生素 A	帮助骨骼、牙齿发育，保护视力、皮肤，增强人体抵抗和免疫力，防癌、抗癌	夜盲症，对感染的抵抗能力下降，皮肤干燥等	引起维生素 A 过多症，胡萝卜素血症	动物肝脏、蛋类、乳制品、胡萝卜、南瓜、香蕉、橘子和绿叶类蔬菜等
维生素 B_1	构成辅酶，参与糖类代谢，护心，维护能量代谢，提高运动能力，预防过度疲劳，维持神经系统，增强食欲	烦躁不安、易怒、脚气病，多发性神经炎、神经功能障碍	超出推荐量 100 倍时，会出现头痛、抽搐、衰弱、麻痹、心律失常、过敏等症	葵花子、花生、大豆、猪肉、鸡肝、谷物类
维生素 B_2	维护体内物质代谢正常进行，有助于肌肉发育，保护视力、皮肤及口舌	眼睛充血、异物感，眼角糜烂、口腔、咽喉、口唇溃烂，疲劳、倦怠感，脂溢性皮炎	膳食中不易大量摄取	奶类及其制品、动物肝肾、蛋黄、鳝鱼、胡萝卜、酿造酵母、香菇、紫菜、茄子、鱼、芹菜、橙子
维生素 B_3（烟酸）	使人乐观、治疗精神病，促进神经、消化系统功能，构成辅酶，参与蛋白质、糖类、脂肪代谢，防治心血管疾病	糙皮病、腹泻、食欲不振、急躁、记忆力减退、失眠等	大量摄入（如每日 0.2～3 克），可致血管扩张、皮肤红肿、瘙痒、肝损伤、血糖升高、胃溃疡	动物内脏、酵母、蛋黄，豆类及其制品
维生素 B_6	维持脑部正常功能，维持血液中镁、胆固醇的正常值，防治贫血、蛀牙、肾结石	单纯的维生素 B_6 缺乏症在人类极少见	长期过量服用可致严重的周围神经炎，出现神经感觉异常，步态不稳，手足麻木	肉类、谷类、蔬菜和坚果
维生素 B_{12}（叶酸）	有造血功能，防治脂肪肝，维持胃肠道、神经系统、骨骼的正常功能	恶性贫血、神经管闭锁不全等	食物中的叶酸无毒，药物中的叶酸成分易造成血管扩张、胃肠疾病、肝炎、视觉模糊	猪、牛、羊肉，鱼、禽、贝壳类，蛋类

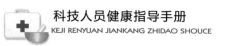

续上表

名称	功能作用	缺乏症状	过量危害与毒性	食物来源
维生素C	维持新陈代谢，增强免疫力和抵抗力，防过敏，防癌，解毒，助齿、骨骼发育，治疗贫血，愈合伤口，保护视力，养颜美容	坏血病、皮肤生疮、倦怠感	腹泻，不孕不育。孕妇过食会影响胎儿发育。小儿多食易患骨骼疾病	柠檬、橘子、苹果、酸枣、草莓、辣椒、土豆、菠菜
维生素D	促进人体对钙、磷的吸收利用，助骨骼、牙齿发育，松弛神经、缓解疼痛，帮助维生素A吸收，防治骨质疏松症、结膜炎	佝偻病、成人的骨软化症、老年人的骨质疏松	维生素D补充剂或强化维生素D奶制品，过食易致中毒	鱼肝油、鸡蛋、人造黄油、牛奶、金枪鱼
维生素E	延缓衰老，防动脉硬化，防心血管疾病，提高抵抗力，防癌，促进新陈代谢，增强耐力，缓解疼痛，提高肝脏解毒功能	人类较少发生维生素E缺乏症	毒性较维生素C、维生素D小，小儿大量摄入可造成坏死性小肠结肠炎	谷物胚胎、植物油、绿叶
维生素K	促进血液凝固，止血，增加骨密度	血液不凝固，骨骼变脆	天然维生素K无毒，药用维生素K易引起婴儿溶血性贫血	菠菜等黄绿色蔬菜和水果，植物油
泛酸	辅助糖、蛋白质及脂肪的代谢	疲劳，心率加快	尚不明确	动物肝脏、鱼、牛奶、糙米、胚芽精
生物素	促进氨基酸及脂肪的代谢	脂溢性皮炎、湿疹、疲劳	尚不明确	动物肝脏、坚果、酵母

7. 中国居民膳食能量需要量

| 人群 | 能量 /（kcal/d） | | | | | |
| | 身体活动水平（轻） | | 身体活动水平（中） | | 身体活动水平（重） | |
	男	女	男	女	男	女
0 岁	—	—	90kcal/（kg·d）	90kcal/（kg·d）	—	—
0.5 岁	—	—	80kcal/（kg·d）	80kcal/（kg·d）	—	—
1 岁	—	—	900	800	—	—
2 岁	—	—	1 100	1 000	—	—
3 岁	—	—	1 250	1 200	—	—
4 岁	—	—	1 300	1 250	—	—
5 岁	—	—	1 400	1 300	—	—
6 岁	1 400	1 250	1 600	1 450	1 800	1 650
7 岁	1 500	1 350	1 700	1 550	1 900	1 750
8 岁	1 650	1 450	1 850	1 700	2 100	1 900
9 岁	1 750	1 550	2 000	1 800	2 250	2 000
10 岁	1 800	1 650	2 050	1 900	2 300	2 150
11 岁	2 050	1 800	2 350	2 050	2 600	2 300
14 岁	2 500	2 000	2 850	2 300	3 200	2 550
18 岁	2 250	1 800	2 600	2 100	3 000	2 400
50 岁	2 100	1 750	2 450	2 050	2 800	2 350
65 岁	2 050	1 700	2 350	1 950	—	—
80 岁	1 900	1500	2 200	1 750	—	—
孕妇(早)	—	+0	—	+0	—	+0
孕妇(中)	—	+300	—	+300	—	+300
孕妇(晚)	—	+450	—	+450	—	+450
乳母	—	+500	—	+500	—	+500
未制定参考值者用"—"表示						
"+"表示在同龄人群参考值基础上额外增加量						

来源：中国营养学会《中国居民膳食营养素参考摄入量（2013 版）》

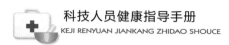
8. 八大危险食物黑名单

危险食物	制作过程	对人体的危害
红心鸡蛋	现在市场上出售的具有神奇功能的红心鸡蛋，非但没有普通鸡蛋营养价值高，而且还会对人体造成严重危害，因为这类鸡蛋是鸡吃"加丽素红"产下的	红心鸡蛋中的"加丽素红"超过标准含量，轻则危害胃、肠道，引起胃炎，胃溃疡；重则引起严重贫血、白血病、骨髓病变
用"毛发水"勾对的毒酱油	"毛发水"是以毛发为原料，经盐酸水解，提取胱氨酸后的残留废液，其中含有砷、铅等有害物质，在配对酱油时加入这种酱色，即可制作成酱油	酱油中含有可致人惊厥，甚至可诱发癫痫症的4-甲基咪唑
用石蜡做凝固剂的火锅底料	只有牛油多，火锅底料才会凝固得好。而起凝固作用的食品蜡要比食品包装石蜡贵很多，厂家为了节省成本，在里面加入低廉的化工原料凝固剂制成的食品包装石蜡	这类火锅底料具有很强的致癌作用，长期食用可使机体发生癌变
用违禁"工业盐"腌制的泡菜	很多不法商家为了节省成本，会使用含有大量亚硝酸钠、碳酸钠等工业盐来腌制泡菜，由于工业盐中含有铅、砷等有害物质，使用工业盐腌制就相当于把大量有害物质加了进去	工业盐中的亚硝酸钠是强致癌物，经常食用这类泡菜后果严重
肥厚、叶宽、个长、色深的毒韭菜	现在市场上出现有不少肥厚、叶宽、个长、色深的韭菜，这类韭菜看上去很漂亮，实际上却是用"3911"灌根（使药液渗透到韭菜根部的漫灌方式）而成的，"3911"的化学名为"甲拌磷乳油"，属明令禁止用在蔬菜上的剧毒农药	"3911"属高毒农药，其残留可导致食用者头痛、头晕、无力、恶心、多汗、呕吐、腹泻，重症可出现呼吸困难、昏迷、血液胆碱酯酶活性下降
掺"吊白块"的粉丝	有些粉丝生产商在生产过程中，加入了有致癌成分的"吊白块"。"吊白块"其实是化工原料"甲醛次硫酸氢钠"，一般不法分子将其作为食品的漂白剂使用	食用含有"吊白块"成分的食品，不仅对人体肝、肾脏等有严重损害，而且一次性食用剂量达10克的，会有生命危险
陈年毒大米翻新做成的米粉	将陈化米磨成粉，加入吊白块，这样做出来的米粉又白又好看	陈化米主要含有一些致癌的黄曲霉毒素，吊白块也是一种致癌物质，两样加到一块，如果人长期食用就会大大增加患癌症的概率
氨水粉丝	氨水不仅价格便宜，而且具有很好的漂白效果，使制作出来的粉丝晶莹剔透，很有卖相	人体摄入含有残留氨的食品后，将转化成亚硝酸盐等致癌物，不仅伤害呼吸、消化系统黏膜，还会破坏人体的中枢系统

9. 不能吃的隔夜食物

不能吃的隔夜食物	不能吃的理由
隔夜的开水	现煮的开水亚硝酸盐和氯化物等有害物的含量最低,最适合人们饮用,而隔夜的开水亚硝酸盐和氯化物的含量就会比较高,亚硝酸盐在人体内可形成致癌的亚硝胺,因此隔夜的开水不能喝
隔夜茶	时间过久,维生素大多已丧失,且茶汤中的蛋白质、糖类等会成为细菌繁殖的养料,所以隔夜茶不能喝
隔夜的绿叶蔬菜	绿叶蔬菜中含有不同量的硝酸盐,烹饪过度或放的时间过长,不仅蔬菜会发黄、变味,硝酸盐还会被还原成亚硝酸盐,有致癌作用
隔夜的凉拌菜	凉拌菜由于加工的时候就受到了较多污染,即使冷藏,隔夜后也很有可能已经变质,应现做现吃
隔夜的海鲜品	鱼和海鲜隔夜后易产生蛋白质降解物,会损伤我们的肝、肾功能,所以海鲜品不能隔夜食用
隔夜的家庭卤味食品	这类食物长时间放置容易变质和滋生细菌,因此不宜隔夜食用,尤其是散装卤味一定要在当天吃完
银耳汤	它虽然是一种高级营养补品,但一过夜,营养成分就会减少并产生有害成分。银耳都含有较多的硝酸盐类,经煮熟后如放的时间比较久,硝酸盐会还原成亚硝酸盐,所以隔夜的银耳不能吃
未熟透的隔夜鸡蛋	鸡蛋如果没有完全熟透,未熟的蛋黄隔夜之后容易滋生细菌,因此会损害我们的健康

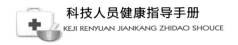

10. 常见运动项目价值表

项目 \ 身体价值	部位				能力					
	身体	腰背	腰腹	下肢	灵敏性	爆发力	持久性	柔韧性	平衡性	协调性
徒手体操	中	中	中	中	中	中	中	大	大	大
器械体操	大	大	大	中	大	大	小	大	大	大
长跑	中	中	中	大	小	小	大	小	小	小
快速跑	中	中	中	大	大	大	中	中	中	中
跳跃	中	大	中	大	中	大	小	大	中	中
投掷	大	大	中	大	中	大	小	中	中	中
举重	大	大	大	大	小	大	小	中	中	小
武术	大	大	大	大	大	中	中	大	中	大
网球	大	中	中	大	大	大	中	小	中	中
排球	中	中	小	大	大	大	中	小	中	中
乒乓球	中	中	中	中	大	大	中	小	中	大
羽毛球	中	中	中	中	大	大	大	中	中	中
篮球	小	小	中	大	大	大	大	小	中	中
手球	大	中	中	大	大	大	大	小	大	大
足球	小	小	小	大	大	大	大	小	大	大
棒垒球	中	中	中	中	中	中	中	小	中	中
高尔夫球	大	小	中	中	小	小	小	大	小	小
登山	小	中	中	大	小	小	大	小	中	小
徒步旅行	小	中	中	大	小	小	大	小	小	小
散步	小	小	小	中	中	中	中	中	中	大
太极拳	中	小	小	中	中	小	中	中	中	大

11. 日常运动、生活热量消耗量表

名称	热量	名称	热量	名称	热量	名称	热量
休息		洗脸刷牙	4.5	乒乓球	14.2	跳舞	13.0
睡眠	2.7	吃饭	5.0	单杠	16.6	慢跑	15.7
午睡	3.2	上下楼梯	18.6	双杠	18.2	工作学习	
坐着休息	3.6	站立洗衣	8.9	跳绳	14.1	自习	3.5
站着休息	4.0	扫地	11.4	跳高	22.2	听课	3.4
坐着说话	4.6	拖地	11.7	排球	13.7	写字	4.7
站着说话	5.0	擦窗户	8.3	篮球	19.0	看书	3.6
下棋、玩扑克	4.2	整理家务	8.9	健身操	12.3	整理书信	7.5
看电视	3.4	散步	6.2	剧烈跑步	23.6	开会	4.3
日常活动		走路	11.3	自行车	12.6		
穿、脱衣	7.0	文体活动		桌球	7.4		
整理床	8.9	广播体操	11.6	唱歌	9.3		

注：单位：千焦/分

12. 父母与子女血型关系

父母血型	子女可能血型	子女不可能血型
A、A	A、O	B、AB
A、O	A、O	B、AB
A、B	A、B、AB、O	—
A、AB	A、B、AB	O
B、B	B、O	A、AB
B、AB	A、B、AB	O
AB、O	A、B	AB、O
AB、AB	A、B、AB	O
O、O	O	A、B、AB
B、O	B、O	A、AB

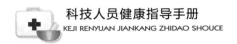

科技人员健康指导手册
KEJI RENYUAN JIANKANG ZHIDAO SHOUCE

13. 血压危险分层量化评估表

血压(毫米汞柱) / 其他危险因素	正常血压 SBP120～129 DBP80～84	正常高值 SBP130～139 DBP85～89	1级高血压 SBP140～159 DBP90～99	2级高血压 SBP160～179 DBP100～109	3级高血压 SBP≥180 DBP≥110
无其他危险因素	平均危险	平均危险	低危	中危	高危
1～2个心脑血管病危险因素	低危	低危	中危	中危	高危
≥3个危险因素或重要脏器损害或糖尿病	中危	高危	高危	高危	高危
并存临床疾病（并发症）	高危	高危	高危	高危	高危

注：SBP代表收缩压（高压）；DBP代表舒张压（低压）。

14. 判别肥胖的主要方法

判别肥胖的方法	判别肥胖的标准	优　点
身高标准体重法 身高标准体重（千克）=身高（厘米）-105	实际体重与身高标准体重相比≥10%为超重；超过20%～29%为轻度肥胖；超过30%～49%为中度肥胖；≥50%为重度肥胖	简单 实用
体重指数法 体重指数(BMI)=体重(千克)/身高(米)^2	中国成人正常的体重指数在18.5～23.9；24.0～27.9为超重；≥28为肥胖	考虑了身高和体重两个因素，且不受性别影响，所以被普遍采用
腰围	按中国人平均身高，男性大于85厘米（二尺六），女性大于80厘米（二尺四）为腹型肥胖	能直接反映内脏脂肪的堆积水平，而内脏脂肪的堆积水平与糖耐量受损呈高度相关性；中国人肥胖一般以腹型肥胖为主

15. 饮酒程度自测表

	每月摄入酒精量	38 度酒每天摄入量	46 度酒每天摄入量	56 度酒每天摄入量
不饮	—	—	—	—
偶饮	< 250 克	<半两	< 1/3 两	< 1/4 两
轻度饮酒	250 ~ 500 克	半两~ 1 两	1/3 ~ 2/3 两	1/4 ~ 1/2 两
中度饮酒	500 ~ 1 500 克	1 ~ 3 两	2/3 ~ 2 两	1/2 ~ 1.5 两
重度饮酒	> 1 500 克	> 3 两	> 2 两	> 1.5 两

16. 烟瘾程度自测表

状态 \ 得分	3	2	1	0
1.你早上醒来多久才会吸第一口烟	5 分钟内	6 ~ 30 分钟	31 ~ 60 分钟	> 60 分钟
2.你是否感到在不准吸烟的地方克制吸烟是非常困难的			是	否
3.你最不愿意放弃在何时吸烟			早上第一口	其他所有时间
4.你每天吸多少支烟	≥ 31 支	21 ~ 30 支	11 ~ 20 支	≤ 10 支
5.你是否早上起来的 1 小时内所吸的烟比其他时间更多			是	否
6.当你生病不能起床时,是否会吸烟			是	否

按总分判断烟瘾程度:

0 ~ 2 分为极轻;

3 ~ 4 分为较轻;

5 分为普通;

6 ~ 7 分为较重;

≥ 8 分为极重;

烟瘾程度评分≥ 5 分者, 就应采用"尼古丁替代疗法"(尼古丁口香糖或贴片);烟瘾程度评分≥ 8 分者, 不采用"尼古丁替代疗法"几乎很难戒烟。

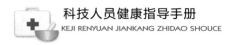

17. 糖尿病肾病分期及其饮食调理

糖尿病肾病分期	症状	饮食原则	可选用食物	忌用食物
第一、二期	不易察觉很难诊断	不作特殊的饮食处理	同糖尿病初发期	
第三期	微量蛋白尿	糖类供能占总能量的50%；蛋白质为每日0.8～1.0克/千克体重，约占总能量的20%以下；脂肪补足其余的能力	可用鸡蛋、牛奶、瘦肉、鱼等优质蛋白；脂肪以植物油为主，如菜油、玉米油、花生油、芝麻油、橄榄油	避免食用动物内脏、蛋黄等
第四期	大量蛋白尿，往往伴有水肿和高血压	糖类、脂肪供应同第三期；蛋白质为每日0.8克/千克体重	特别选择优质蛋白质的食物，如鱼类、蛋清、牛奶	有高血压和水肿者要限制钠盐为每日2～3克，尿量每日小于500毫升时，要严格控制钠盐，并限制水分摄入（每日摄入量要小于等于1000毫升）
第五期	终末肾病期，血肌素氮肌酐增高	饮食要清淡易消化。一星期可连续6天低蛋白饮食每日0.6～0.7克/千克体重，第7天自由饮食以减少氮质潴留，又可避免低蛋白血症	应该用蛋类、血、面筋、藕粉、凉粉、凉皮、粉皮、菱角等含钾低的食物；注意补充含铁物质、维生素C和维生素B的食物	必须限盐限水，如有高血钾则不能食用动物内脏、肉类、鸡、鱼、花生、豆类、蘑菇等含钾高的食物

知识链接　家庭常备中成药指南

常备内科中成药名录		
双黄连口服液	银翘解毒片	感冒软胶囊
蜜炼川贝枇杷膏	藿香正气丸	板蓝根颗粒
仁丹	大山楂丸	排石冲剂
速效救心丸	复方丹参片	六味地黄丸
大黄通便冲剂	气滞胃痛冲剂	健胃消食片
穿心莲片	防风通圣丸	

常备外科中成药名录		
如意金黄散	京万红软膏	风油精（外用）
痔疮外洗药	马应龙麝香痔疮膏	跌打活血散
伤湿止痛膏	愈裂贴膏	当归苦参丸

常备儿科中成药名录		
小儿金丹片	保和丸	儿童清肺口服液
小儿热速清口服液	金银花露	小儿消食片

常备妇科中成药名录		
逍遥丸	安坤赞育丸	妇炎净
妇科千金片	妇炎康片	益母草膏

首先，在选购家庭常备中成药前，应当注意药物的生产日期，确保其在保质期内。还应了解一般药物的注意事项，在医师指导下服用。

一、内科常用中成药介绍

1. 双黄连口服液

双黄连口服液具有辛凉解表、清热解毒、利湿退黄等功效。

本药适用于发热微恶风寒，无汗或有汗不畅，头痛口渴，咳嗽咽痛，及西医流行性感冒、上呼吸道感染、麻疹、急性扁桃体炎、腮腺炎、乙型脑炎等病的初期阶段。

服用本药时应注意，风寒感冒者不适用。

2. 银翘解毒片

银翘解毒片有辛凉解表，清热解毒的功效。

本药适用于风热感冒，症见发热头痛、咳嗽、口干、咽喉疼痛等。

3. 感冒软胶囊

感冒软胶囊的功能是辛温解表，散寒宣肺，还能疏风止痛，清利头目，止咳祛痰。

本药适用于风寒感冒，以恶寒重、发热轻为特点，主要表现为头痛、身痛、无汗，或伴有咳嗽、流清涕等症。

服本药时注意，方中麻黄有升血压的作用，高血压及心脏病患者慎服。

4. 蜜炼川贝枇杷膏

蜜炼川贝枇杷膏具有清热润肺，止咳平喘，理气化痰的功效。

本药适用于风热型、肺燥型、痰热型咳嗽，其表现主要以痰多，咽喉痛痒，或干咳频频，口干声嘶为主。

另有念慈庵蜜炼川贝枇杷膏。两药比较清热化痰作用相同，本品养阴润肺作用略强。

服本药时注意，风寒咳嗽不可服用。

5. 藿香正气丸

藿香正气丸的功能是解表化湿，理气和中，降逆止呕。

本药适用于暑热季节的胃肠型感冒。

服本药时注意，有内热者不可服用。

6. 板蓝根颗粒

板蓝根颗粒的功能是清热解毒，凉血利咽。

本药适用于肺胃热盛所致的咽喉肿痛、口咽干燥；急性扁桃体炎见上述证候者。

服用本药时注意，有风寒者须在医生指导下服用。

7. 仁丹

仁丹的功能是清暑开窍，辟秽排浊。

本药多用于中暑呕吐，烦躁恶心，胸中满闷，头目眩晕，晕车晕船，水土不服。

8. 大山楂丸

大山楂丸的功能是开胃消食。

本药多用于食积内停所致的食欲不振、消化不良、脘腹胀闷。

服用本药时应注意，本药不适用于脾胃虚弱，无积滞而食欲不振者。

9. 排石冲剂

排石冲剂的功能是清热利湿，通淋排石，解毒止痛。

本药多用于石淋、热淋等，见有小便涩痛，排尿中断或短数、灼热刺痛、尿道窘迫疼痛、少腹拘急或腰腹绞痛、尿中带血者。西医诊断为膀胱结石、肾结石、输尿管结石及泌尿系感染见有上述症状者也可服用。

10. 速效救心丸

速效救心丸的功能是行气活血，祛瘀止痛。

本药能增加冠脉血流量，缓解心绞痛，多用于气滞血瘀型冠心病，心绞痛。

11. 复方丹参片

复方丹参片的功能是活血化瘀，理气止痛。

本药多用于气滞血瘀所致的胸痹症见胸闷、心前区刺痛者，及冠心病心绞痛见上述证候者。

12. 六味地黄丸

六味地黄丸的功能是滋阴补肾。

本药用于肾阴亏损，头晕耳鸣，腰膝酸软，骨蒸潮热，盗汗遗精，消渴。

服用本药时应注意，对于正常人群，如果没有明显肾阴虚的症状，不适宜自行服用六味地黄丸。肾阴虚但脾胃功能不好的人不宜服用。还应该注意，明显是阳虚（包括肾阳虚、脾阳虚）的人不宜服用。

13. 大黄通便冲剂

大黄通便冲剂的功能是清热解毒，活血化瘀，通下导滞。

本药适用于燥热便秘。

服用本药应注意，妇女月经期、妊娠期、哺乳期慎用或忌用；气虚、气血两虚及胃寒、胃弱者均忌用。

14. 气滞胃痛冲剂

气滞胃痛冲剂的功能是疏肝理气，和胃止痛。

本药主要用于肝胃不和、气滞不行所致的胸闷、腹胀、腹痛、两胁窜痛、矢气（排气）频频等症，及西医诊断为慢性浅表性胃炎、慢性萎缩性胃炎、反流性胃炎、胃溃疡、十二指肠球部溃疡、胃下垂、胃肠痉挛、慢性肝炎等病症的治疗。

服用本药时应注意，重度胃痛应在医师指导下服药。

15. 健胃消食片

本品为厌食类非处方药药品。

健胃消食片的功能是健胃消食。

本药主要用于脾胃虚弱所致的食积，症见不思饮食、嗳腐酸臭、脘腹胀满，及消化不良见上述证候者。

服用本药应注意：本品为成人治疗脾虚消化不良症用药，对于小儿脾胃虚弱引起的厌食症，可以减量服用，一次2～3片，一日3次，不能吞咽片剂者，可将该药品磨成细颗粒冲服。服用期间，忌食生冷、辛辣食物，厌食症状在一周内未改善，并出现呕吐、腹痛症状者，应及时向医师咨询。

16. 穿心莲片

本品为咽喉病类非处方药。

穿心莲片的功能是清热解毒。

本药多用于咽喉肿痛、口舌生疮等症的治疗。

服用本药时注意，声嘶、咽痛初起，兼见恶寒发热、鼻流清涕等外感风寒者忌用；声哑、咽喉痛同时伴有心悸、胸闷、咳嗽气喘、痰中带血等症者，应及时去医院就诊。

17. 防风通圣丸

防风通圣丸的功能是解表通里，清热解毒。

本药多用于外寒内热，表里俱实，恶寒壮热，头痛咽干，小便短赤，大便秘结，瘰疬初起，风疹湿疮。

服用本药时注意，体弱便溏者慎用本药。

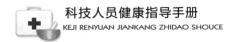

二、外科常用中成药介绍

1. 如意金黄散

如意金黄散的功能是清热解毒，消肿止痛。

本药多用于热毒瘀滞肌肤所致疮疖肿痛，症见肌肤红、肿、热、痛，亦可用于跌打损伤。

使用本药时应注意，疮疖较重或局部变软化脓或已破溃者应去医院就诊。另外，本药不宜长期或大面积使用，用药后局部出现皮疹等过敏表现者应停用。

2. 京万红软膏

京万红软膏的功能是消肿活血，解毒止痛，去腐生肌。

本药多用于轻度水火烫伤，疮疡肿痛，创面溃烂。

使用本药时应注意，烫伤严重者需经医生处理。

3. 风油精（外用）

本药为虫螫类、感冒类非处方药。

功能是清凉，止痛，驱风，止痒。

本药多用于轻度水火烫伤，疮疡肿痛，创面溃烂，鼻塞头痛，晕车晕船，跌打扭伤，肌肉酸痛，蚊虫叮咬。

使用本药时应注意，皮肤有烫伤、挫伤及溃疡者禁用。

4. 痔疮外洗药

痔疮外洗药的功能是祛毒止痒，消肿止痛。

本药多用于痔疮、肛门痛痒。

使用本药时应注意，便血量多者应到医院就诊；过敏体质者须慎用。

5. 马应龙麝香痔疮膏

马应龙麝香痔疮膏的功能是清热燥湿，活血消肿，祛腐生肌。

本药多用于湿热瘀阻所致的痔疮、肛裂，症见大便出血或便时肛门疼痛，有下坠感；亦用于肛周湿疹。

使用本药时应注意，内痔出血过多或原因不明的便血应去医院就诊。另外，对本药过敏者禁用，过敏体质者慎用本药。

6. 跌打活血散

本药为急、慢性软组织扭挫伤类非处方药。

功能是舒筋活血，散瘀止痛。

本药用于跌打损伤，瘀血疼痛，闪腰岔气。

7. 伤湿止痛膏

伤湿止痛膏的功能是祛风湿，活血止痛。

本药多用于风湿性关节炎、肌肉疼痛、关节肿痛。

使用本药时应注意，皮肤破溃或感染处禁用。另外，本药不宜长期或大面积使用。

8. 愈裂贴膏

愈裂贴膏有软化角质层、止痛及促进手足裂口愈合的作用。

本药多用于手、足皲裂。

使用本药时应注意，患处有湿烂渗液及化脓者禁用，对橡胶膏过敏者忌用，有手足癣、脚湿气、湿疹、汗疱疹并伴有手足皲裂者，应于治疗原有疾病的同时在医师指导下使用本药。另外，本药使用一周后症状无改善，或裂隙加宽变深，活动出血者，应去医院就诊；患处皲裂疼痛，在用本药的同时疼痛加剧，流脓渗液，伴发热恶寒、患处附近淋巴结肿痛等表现者，应去医院就诊。

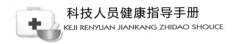

9. 当归苦参丸

当归苦参丸的功能是凉血、祛湿。

本药多用于血燥湿热引起的头面生疮、粉刺疙瘩、湿疹刺痒及酒糟鼻。本药所针对的疾病为慢性过程，短期服用效果不显，一般连续服药至少应在4周以上。

服用本药应在医生的指导下进行，如有多量脓肿、囊肿、脓疱等，应去医院就诊。

三、儿科常用中成药介绍

1. 小儿金丹片

小儿金丹片的功能是发表解肌，退热、安神，抗惊厥，祛痰止咳。

本药多用于感冒风热，痰火内盛，发热头痛，咳嗽气喘，咽喉肿痛，呕吐，高热惊风。

2. 保和丸

保和丸的功能是消食、导滞、和胃。

本药多用于食积停滞，脘腹胀满，嗳腐吞酸，不欲饮食等。

儿童清肺口服液

儿童清肺口服液的功能是清肺降气，化痰止咳，疏散风寒，解表退热。

本药能治疗小儿上呼吸道感染，中医辨证属小儿肺经痰热、外感风寒引起的面赤身热、咳嗽气促、痰多黏稠、咽痛声哑等。

服用本药时应注意，对于末梢血象偏高，或咽部红肿，有脓苔的化脓性扁桃体炎患儿，除用本口服液外，可酌情配合抗菌药物治疗。体弱久嗽并有喘、泻者慎服。

3. 小儿热速清口服液

小儿热速清口服液的功能是清热解毒，泻火利咽，为小儿感冒类非处方药。

本药多用于小儿外感风热所致的感冒，这种感冒的表现多为：发热、头痛、咽喉肿痛、鼻塞流涕、咳嗽、大便干结。

服用本药时应注意：风寒感冒者不可服用本药，体温超过38.5℃的患者应去医院就诊。

4. 金银花露

金银花露的功能是清热解毒。

本药多用于小儿痱毒、暑热口渴、疮疖、暑湿等症。

服用本药时应注意，气虚和有疮疡脓溃者忌服。本药尚可用于辅助治疗上呼吸道感染、感冒等，但要在医生指导下服用。

5. 小儿消食片

小儿消食片的功能是消食化滞，健脾和胃，多用于治疗脾胃不和，消化不良之食欲不振、便秘、食滞、疳积等症。

四、妇科常用中成药介绍

1. 逍遥丸

逍遥丸的功能是疏肝健脾，养血调经。

本药多用于肝气不舒之胸胁胀痛、头晕目眩、食欲减退、月经不调等症，还可用于部分西医诊断之慢性肝炎、慢性胃炎、神经官能症、经前期紧张症、更年期综合征等病的治疗。

2. 安坤赞育丸

安坤赞育丸的功能是补气养血，调经止带。

本药多用于气血两亏，肝肾不足之形瘦虚羸，神倦体疲，面黄浮肿，心悸失眠，腰酸腿软，午后低烧，骨蒸潮热，月经不调，崩漏带下，产后虚弱，瘀血腹痛，大便溏泄等症。

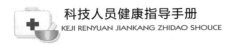

3. 妇炎净

妇炎净的功能是清热祛湿，调经止带。

本药多用于湿热蕴结所致的带下病、月经不调、痛经，及慢性盆腔炎、附件炎见上述证候者。

服用本药时应注意，伴有赤带者应去医院就诊。还要注意，经期腹痛喜按、经色淡，或经期腹痛拒按伴畏寒肢凉者，均不宜使用本药。另外，月经过多或腹痛较重，或平素月经正常，突然出现月经过少，或经期错后，或阴道不规则出血者，均应去医院就诊。

4. 妇科千金片

妇科千金片的功能是补血，补气，消炎，祛湿，强腰通络。

本药多用于带下病、湿热下注、气血不足等病证。可治疗急慢性盆腔炎、子宫内膜炎、宫颈炎等病。

5. 妇炎康片

妇炎康片的功能是活血化瘀，软坚散结，清热解毒，消炎止痛。

本药用于治疗慢性附件炎，盆腔炎，阴道炎，膀胱炎，慢性阑尾炎，尿路感染。

服用本药时应注意，月经过多者不宜服用。另外，带下伴血性分泌物，或伴有尿频、尿急、尿痛者，应去医院就诊。

6. 益母草膏

益母草膏的功能是活血调经。

本药多用于治疗血瘀所致的月经不调，症见经水量少、经闭、痛经，及产后瘀血腹痛。

服用本药时应注意，青春期少女及更年期妇女应在医师指导下服用。另外，各种流产后腹痛伴有阴道出血者应去医院就诊。

常用安全标志图

安全标志

 禁止吸烟   禁止烟火   禁止带火种   禁止用水灭火   禁止放易燃物   禁止启动

 禁止合闸   禁止转动   禁止触摸   禁止跨越   禁止攀登   禁止跳下

 禁止入内   禁止停留   禁止通行   禁止靠近   禁止乘人   禁止堆放

 禁止抛物   禁止戴手套   禁止穿化纤衣服   禁止穿带钉鞋   禁止饮用

 注意安全   当心火灾   当心腐蚀   当心爆炸   当心中毒   当心感染

 当心触电   当心电缆   当心机械伤人   当心伤手   当心扎脚   当心吊物

当心坑洞
 当心烫伤
 当心弧光
 当心塌方
 当心冒顶
 当心瓦斯

 当心电离辐射
 当心裂变物质
 当心激光
 当心微波
 当心车辆
 当心火车

 当心滑跌
 当心坠落
 当心绊倒
 当心落物

 必须戴防护眼镜
 必须戴防毒面具
  必须戴防尘口罩
 必须戴护耳器
 必须戴安全帽
必须戴防护帽

 必须戴防护手套
 必须穿防护鞋
 必须系安全带
 必须穿救生衣
 必须穿防护服
 必须加锁

 紧急出口
 可动火区
 避险处

药品标识

精神药品

保健食品

放射性药品

非处方药

高危药品

禁止静脉注射

麻醉药品

外用

兴奋剂标识

医疗用毒性药品

孕妇禁用

膳食宝塔

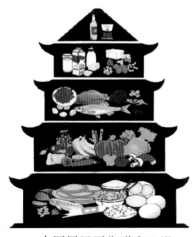

中国居民平衡膳食宝塔

油脂类25克

奶类及奶制品100克
豆类及豆制品50克

禽肉类50~100克
鱼虾类50克
蛋类25~50克

蔬菜类400~500克
水果类100~200克

谷类300~500克

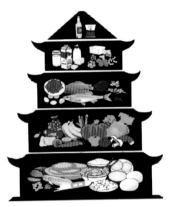

油25~30克
盐6克

奶类及奶制品300克
大豆类及坚果30~50克

畜禽肉类50~75克
鱼虾类50~100克
蛋类25~50克

蔬菜类300~500克
水果类200~400克

谷类薯类及杂豆250~400克
水1200毫升

备孕期妇女膳食宝塔

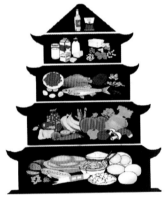

植物油15~20克
盐6克

奶类及奶制品200~250克
大豆及坚果50克

鱼、禽、蛋、肉类
（含动物内脏）150~200克
（其中鱼肉、鸡肉、猪肉各50克）

蔬菜类300~500克
水果类100~200克

谷类薯类及杂豆200~300克
适量饮水

孕早期妇女膳食宝塔

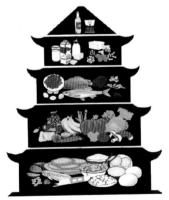

植物油20~25克
盐6克

奶类及奶制品250~500克
大豆及坚果60克

鱼、禽、蛋、肉类
（含动物内脏）200~250克
（其中鱼肉、鸡肉、猪肉各50克）

蔬菜类300~500克
水果类200~400克

谷类薯类及杂豆350~450克
适量饮水

孕中末期妇女膳食宝塔